Avaliação Cardiopulmonar e Treinamento Físico

2ª edição

Avaliação Cardiopulmonar e Treinamento Físico

2ª edição

Newton Nunes

Atheneu
Rio de Janeiro • São Paulo
2023

EDITORA ATHENEU

São Paulo	—	Rua Maria Paula, 123 – 18º andar Tel.: (11) 2858-8750 E-mail: atheneu@atheneu.com.br
Rio de Janeiro	—	Rua Bambina, 74 Tel.: (21) 3094-1295 E-mail: atheneu@atheneu.com.br

CAPA: Paulo Verardo
PRODUÇÃO EDITORIAL: Arte & Ideia

CIP-BRASIL. CATALOGAÇÃO NA PUBLICAÇÃO
SINDICATO NACIONAL DOS EDITORES DE LIVROS, RJ

N926a
2. ed.

Nunes, Newton
Avaliação cardiopulmonar e treinamento físico / Newton Nunes. - 2. ed. - Rio de Janeiro : Atheneu, 2023.
il. ; 21 cm.

Inclui bibliografia e índice
ISBN 978-65-5586-673-5

1. Aptidão física - Avaliação. 2. Sistema cardiovascular - Fatores de risco. 3. Sistema cardiopulmonar. 4. Exercícios físicos. I. Título.

CDD: 616.12
23-83375 CDU: 616.12

Meri Gleice Rodrigues de Souza - Bibliotecária - CRB-7/6439

Nunes N.
Avaliação Cardiopulmonar e Treinamento Físico

Autor

Newton Nunes

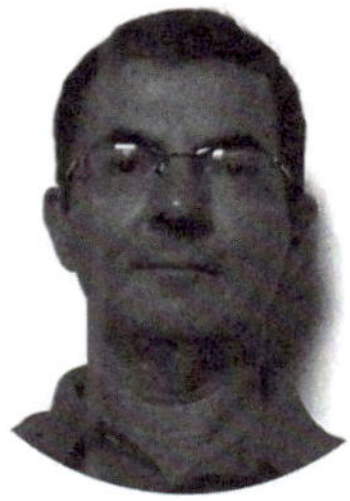

Graduado em Educação Física pela Universidade de São Paulo (USP) em 1992. Servidor Público do Hospital das Clínicas da Faculdade de Medicina da Universidade de São Paulo (HC-FMUSP) desde março de 1994. Professor do Instituto do Coração (InCor-HC-FMUSP), desde março de 1994. Aprovado como Docente em Concurso Público na USP Leste em 2008 e 2009. Aprovado como Docente em Concurso Público pela Universidade Municipal de São Caetano do Sul (USCS) em 2005. Especialista em Reabilitação Cardiovascular pelo Instituto do Coração (HC-FMUSP) (1993 a 1994).

Mestrado pela Universidade de São Paulo (USP) em 2000.

Apresentação do Mestrado no American College of Sports Medicine (Indianápolis, Estadoss Unidos) em 2000 e *Annals of the Journal of Hypertension* (Praga, 2002).

Doutor pela Universidade de São Paulo (USP) em 2005.

Professor Orientador Credenciado pela Faculdade de Ciências Farmacêuticas da Universidade de São Paulo (FCF-USP). Professor da Universidade Gama Filho, Universidade Estácio de Sá, Universidade Municipal de São Caetano do Sul (USCS), Centro Universitário das Faculdades Metropolitanas Unidas (UniFMU) e Faculdades Integradas de Santo André (FEFISA) desde 1996. Professor Convidado do Curso de Pós-graduação da Escola de Educação Física e Esporte da Universidade de São Paulo (USP) em 2002.

Ministrou mais de 500 cursos em várias cidades do Brasil.

Ministra as Disciplinas Sistema Respiratório e Atividade Física e Condicionamento Físico no Instituto do Coração (HC-FMUSP) desde 1997.

Supervisor/Colaborador do Programa de Reabilitação Cardiovascular do Instituto do Coração (HC-FMUSP) desde 1994. Professor Convidado do Curso de Pós-graduação da FCF-USP desde 2007.

Participação em 30 bancas dos Cursos de Mestrado e Doutorado na USP.

Colaborador do Curso de Pós-graduação na FCF-USP desde 2007.

Publicações: 28 publicações, sendo 18 como primeiro ou último autor.

Experiência de 28 anos como Professor no Instituto do Coração (HC-FMUSP) na Área de Fisiologia do Exercício (Sistema Respiratório e Cardiovascular), além de Bioenergética, Avaliação Física, Ergometria, Ergoespirometria, Avaliação da Composição Corporal, Prescrição de Treinamento Físico para Atletas, Metodologia da Pesquisa Científica, Reabilitação Cardiovascular e Populações Especiais.

Agradecimentos

Gostaria inicialmente de agradecer a Deus, Jesus Cristo e ao Espírito Santo pela vida que me proporcionam e pela oportunidade de criar uma obra que reflete 28 anos de experiência profissional, acadêmica e pessoal nos assuntos apresentados.

Gostaria também de agradecer à minha eterna e querida mãe, Margarida Maria Nunes, que esteve e está presente em todos os momentos da minha vida. Agradeço ao meu eterno e querido pai, Raul Nunes, por ser um grande pai e amigo, sempre me orientando com afeto ao longo da minha vida. E também à minha querida irmã, Adriana Nunes, que sempre foi uma companheira muito fiel.

Sou grato à minha esposa, Ana Paula de Oliveira Barbosa Nunes, e ao meu filho, Luiz Felipe de Oliveira Barbosa Nunes, que são fontes de inspiração e carinho em todas as minhas atividades.

Gostaria de agradecer ao meu grande amigo, Prof. Dr. Julio Orlando Tirapegui Toledo, que é um símbolo de excelência e competência na Universidade de São Paulo, além do seu reconhecimento internacional exemplar.

Não posso deixar de expressar a minha gratidão ao meu grande amigo e ex-orientador na pós-graduação da Universidade de São Paulo, Prof. Dr. Décio Mion Jr., que sempre acreditou no meu potencial ao longo dos anos em que realizei o Mestrado e Doutorado na Universidade de São Paulo.

Newton Nunes

Apresentação à 2ª edição

Avaliação Cardiopulmonar e Treinamento Físico é uma obra que tem como prioridade transmitir informações atualizadas na área da avaliação física e prescrição de treinamento. Escrita e fundamentada em publicações científicas sólidas e respeitadas. Este livro pretende criar um alicerce sólido dos princípios científicos que embasam a avaliação cardiopulmonar moderna e suas relações com o treinamento físico, abrangendo diversas populações, como cardiopatas, preventivos, condicionados e atletas. Este livro foi criado com o objetivo de proporcionar melhor compreensão sobre os métodos de avaliação física, como a ergometria e a ergoespirometria, e suas relações com o treinamento físico, relacionando as cardiopatias no âmbito dos prognósticos em condicionados e atletas sob o aspecto do desempenho humano. Além disso, este livro inclui exercícios com gabaritos para o leitor praticar o conteúdo apresentado.

A área da avaliação cardiopulmonar e do treinamento físico tem assumido um papel de grande importância no cenário mundial. No entanto, é necessário que a equipe multiprofissional envolvida tenha formação e especialização adequadas.

Nesse sentido, o livro em questão abordará os seguintes aspectos: avaliação física e prescrição de treinamento baseadas na avaliação cardiopulmonar para cardiopatas, hipertensos, obesos, idosos, diabéticos, preventivos, condicionados e atletas, seguindo as normas do American College of Sports Medicine; conceitos de ergometria e ergoespirometria: prescrição pelo limiar ventilatório e pela frequência cardíaca de reserva na preparação física de atletas, condicionados e cardiopatas; prognóstico dos pacientes por meio de variáveis cardiorrespiratórias e metabólicas; reserva ventilatória no paciente cardiopata e sua interpretação pela avaliação cardiopulmonar; índice de dispneia, ventilação voluntária máxima, potência circulatória, pulso de oxigênio, *slope* VE/VCO$_2$ e suas relações com o paciente cardiopata, OUES; avaliação cardiopulmonar e sua relação com a reabilitação cardiovascular; protocolos de teste de esforço na esteira e no cicloergômetro para cardiopatas, condicionados e atletas; tipos de fibras musculares e suas relações com o desempenho esportivo, resistência aeróbia e provas de fundo (maratona) *versus* potência anaeróbia; zonas de treinamento físico aeróbio e anaeróbio e suas relações com o desempenho fisiológico; treinamento resistido para populações especiais, metabolismo energético e condicionamento físico; zonas de substratos (lipólise, glicogenólise e proteólise) e suas relações com o treinamento físico intervalado na saúde e no rendimento esportivo.

Além disso, o livro apresentará avaliações para o leitor praticar o conteúdo apresentado, ou seja, exercícios de determinação dos limiares ventilatórios e prescrição do treinamento físico; exercícios de prescrição de treinamento físico pelo teste ergométrico e prescrição do treinamento intervalado (inclusive com Planilhas de Treinamento Físico Intervalado).

Acredito que um dos pontos fortes do livro *Avaliação Cardiopulmonar e Treinamento Físico* é apresentar diversas avaliações (ergometria e ergoespirometria) para o leitor testar seus conhecimentos após o conteúdo teórico ter sido apresentado, com as respostas apresentadas ao final dos exercícios.

Acredito fortemente que o livro *Avaliação Cardiopulmonar e Treinamento Físico* será referência para profissionais da área da saúde.

Sumário

1 Avaliação Cardiopulmonar

A avaliação cardiopulmonar ou teste ergoespirométrico é uma metodologia não invasiva que mede a capacidade máxima muscular, cardiovascular, respiratória e metabólica. Essa avaliação é realizada por sistemas computadorizados extremamente precisos e em tempo real, sendo analisadas e registradas variáveis, respiração a respiração, tanto metabólicas quanto respiratórias, como:

- consumo máximo de oxigênio (VO_2 máx.), em mL/kg^{-1} · min^{-1} e em L/min;
- consumo pico de oxigênio (VO_2 pico) em mL/kg^{-1} · min^{-1} e em L/min;
- dióxido de carbono (VCO_2), em mL/min^{-1};
- ventilação pulmonar (VE), em L/min^{-1};
- frequência respiratória (FR) em rpm;
- volume corrente (VC) em mL/resp.;
- equivalente ventilatório de oxigênio (VE/VO_2);
- equivalente ventilatório de dióxido de carbono (VE/VCO_2);
- razão de troca respiratória entre a produção de dióxido de carbono e o consumo de oxigênio (VCO_2/VO_2);
- pressão parcial de oxigênio ao final da expiração ($PETO_2$), em mmHg;
- pressão parcial de dióxido de carbono ao final da expiração ($PETCO_2$), em mmHg;
- fração expirada de oxigênio (FEO_2) em %;
- fração expirada de dióxido de carbono ($FECO_2$) em %;
- razão entre o espaço morto funcional estimado e o volume corrente (Vd/Vt).

As principais aplicações da avaliação cardiopulmonar são: diagnóstico diferencial de dispneia; diagnóstico e estabelecimento de prognóstico na disfunção ventricular e insuficiência cardíaca congestiva; diagnóstico diferencial de pneumopatias; prescrição e periodização de treinamento físico em preventivos e atletas; prescrição de treinamento físico para cardiopatas e pneumopatas nos programas de reabilitação cardiovascular; avaliação funcional antes e após intervenções terapêuticas; diagnóstico e prognóstico de isquemia miocárdica e avaliação pré-operatória de cirurgias abdominais, vasculares e torácicas.[27]

A avaliação cardiopulmonar fornece resultados sobre as respostas clínicas, eletrofisiológicas e hemodinâmicas proporcionadas pelo exercício físico progressivo e dinâmico. Ela avalia também a dispneia causada por problemas circulatórios ou ventilatórios, a capacidade física de indivíduos saudáveis e cardiopatas, estabelecendo de forma efetiva a orientação para a prescrição de treinamento físico aeróbio e anaeróbio.[2,7,16]

Somente a partir de 1955 essa metodologia começou a ser utilizada nos protocolos de teste de esforço nos laboratórios.[22]

Nesse período, com o surgimento e a criação de protocolos de teste de esforço, observou-se que os protocolos de maneira em rampa, ou seja, com o aumento de carga minuto a minuto, propiciavam um aumento ininterrupto entre a oferta de oxigênio e a demanda na musculatura esquelética, por isso foram considerados mais adequados aos pacientes, comparados aos protocolos escalonados, em que a carga aumentava a cada 2 ou 3 minutos. Além disso, a carga máxima atingida nos protocolos em rampa era superior aos protocolos escalonados. Observou-se também que a duração ideal de um teste de esforço deveria ficar entre 8 e 17 minutos, independentemente se o teste foi realizado na esteira ou no cicloergômetro. Outra constatação foi a de que a determinação dos limiares ventilatórios ficaria mais simples e objetiva nos protocolos em rampa.[6,23,26]

Por que fazer o teste de esforço?

- Diagnosticar cardiopatia e como triagem para uma possível coronariopatia silenciosa em homens e mulheres aparentemente sadios.
- Reproduzir e avaliar os sintomas torácicos relacionados com o exercício.

- Realizar triagem de candidatos para programas de prevenção e reabilitação cardíaca por meio de exercício.
- Identificar respostas anormais de pressão arterial (PA).
- Avaliar a eficácia das intervenções com medicamentos.
- Definir a capacidade aeróbia, avaliar seu nível com relação aos padrões normais e a prescrição de exercícios.

Ergoespirometria

↓

Avaliação de maneira precisa

↓

Capacidade cardiorrespiratória
e
metabólica

↓

Medida direta do consumo de oxigênio

2 Avaliação Cardiopulmonar: Variáveis Analisadas

Consumo máximo de oxigênio (VO_2 máx)

O consumo máximo de oxigênio é considerado um importante indicador do nível de capacidade física e/ou da capacidade aeróbia, aumentando linearmente com o exercício físico nos protocolos em rampa.[25]

O consumo máximo de oxigênio pode ser definido como o produto entre o débito cardíaco e a diferença arteriovenosa de oxigênio.[13]

O consumo máximo de oxigênio é alcançado quando a intensidade da esteira aumenta, por mais um minuto, e o consumo de O_2 permanece estável e/ou quando sua elevação é menor do que 150 mL O_2/minuto.[13] No entanto, se o paciente não atinge o consumo máximo de oxigênio, este passa a ser considerado como o VO_2 pico, definido como o consumo mais alto de oxigênio obtido pelo paciente durante o exame, ou seja, não foi atingido o platô de consumo de oxigênio.[13]

O aumento do consumo de oxigênio ocorre de acordo com os incrementos do trabalho realizado, até o momento em que ocorre um platô com aumentos adicionais da intensidade do exercício. Esse maior valor obtido denomina-se VO_2 máximo (VO_2 máx). Ele define os limites do sistema cardiorrespiratório e determina a capacidade funcional do paciente. Nos exames, nem sempre esse platô pode ser atingido, e o termo VO_2 máximo é substituído por VO_2 pico.

O VO_2 máximo pode ser expresso em (L/min ou mL/min) e, quando for relativo ao peso, expresso em (mL/kg/min) ou em percentual do predito para idade, sexo, peso e altura. Considera-se anormal quando abaixo de 85% do predito.

O VO_2 máximo varia conforme o ergômetro utilizado, sendo 10% a 15% mais elevado na esteira em comparação com o cicloergômetro. O VO_2 máximo também pode ser expresso em equivalente metabólico da tarefa (MET, do inglês *metabolic equivalent of task*), cujo valor corresponde à média do consumo de oxigênio de um paciente saudável em repouso, em que o valor encontra-se aproximadamente em 3,5 mL/kg/min. Dessa forma, por exemplo, 10 MET correspondem a um VO_2 de 35 mL/kg/min.[27]

Classificação do Consumo Máximo de Oxigênio					
Mulheres					
Idade	***Muito fraca***	***Fraca***	***Regular***	***Boa***	***Excelente***
20 a 29	< 24	24 a 30	31 a 37	38 a 48	> 49
30 a 39	< 20	20 a 27	28 a 33	34 a 44	> 45
40 a 49	< 17	17 a 23	24 a 30	31 a 41	> 42
50 a 59	< 15	15 a 20	21 a 27	28 a 37	> 38
60 a 69	< 13	13 a 17	18 a 23	24 a 34	> 35
Homens					
Idade	***Muito fraca***	***Fraca***	***Regular***	***Boa***	***Excelente***
20 a 29	< 25	25 a 33	34 a 42	43 a 52	> 52
30 a 39	< 23	23 a 30	31 a 38	39 a 48	> 49
40 a 49	< 20	20 a 26	27 a 35	36 a 44	> 45
50 a 59	< 18	18 a 24	25 a 33	34 a 42	> 43
60 a 69	< 16	16 a 22	23 a 30	31 a 40	> 41

Fonte: ACSM, 2017.

Capacidade aeróbia

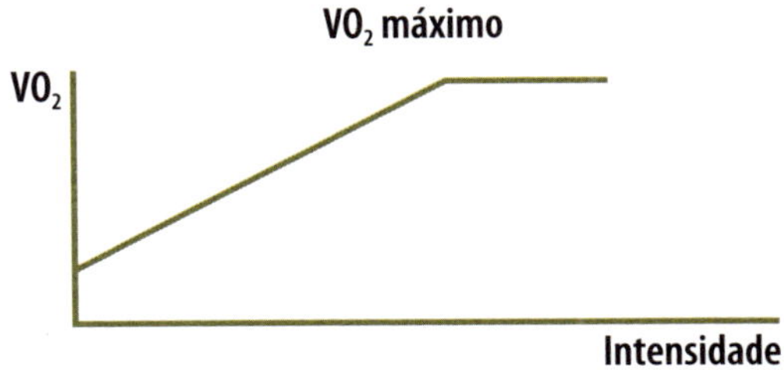

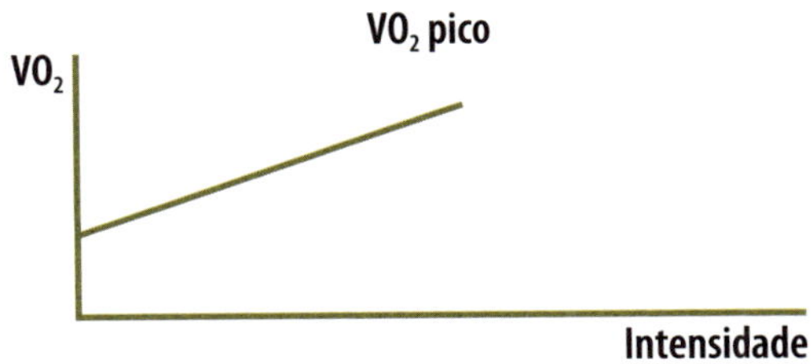

Ergoespirometria

Objetivos

- Avaliar a capacidade cardiorrespiratória.
- Diagnosticar possíveis patologias.
- Verificar o comportamento da pressão arterial.
- Determinar os limiares ventilatórios.
- Prescrever treinamento físico.

Reserva ventilatória

Nos pacientes com insuficiência cardíaca, há uma diminuição no débito cardíaco em exercício, resultando em um consumo de oxigênio diminuído. Nos pacientes com alterações e disfunções pulmonares, observa-se redução na ventilação e perfusão alveolar e aumento do espaço morto fisiológico, dificultando as trocas respiratórias, o que contribui para a dessaturação arterial.[24]

O índice de dispneia indica a capacidade de aumento da ventilação durante o esforço máximo e/ou no pico do exercício, e é calculado pelo quociente entre a ventilação ao esforço máximo e a ventilação voluntária máxima (VVM) realizada em repouso.[24]

Pessoas saudáveis alcançam uma ventilação máxima no pico de esforço, entre 60% e 70% da VVM, existindo assim uma reserva ventilatória de 40% a 30%. Por outro lado, na doença pulmonar crônica, a ventilação máxima aproxima-se ou mesmo iguala-se à VVM, existindo, portanto, um déficit ou uma pequena reserva ventilatória. Quando o índice de dispneia é maior do que 70% é muito provável que a causa da dispneia e do cansaço tenham origem no sistema respiratório em virtude de uma diminuição da capacidade ventilatória máxima.[24]

Reserva ventilatória (%) = VVM – VE (L/min) no pico do esforço / VVM (L/min) × 100

Tanto na doença cardiovascular quanto na enfermidade pulmonar, o VO_2 pico pode estar baixo. No entanto, quando a limitação da avaliação cardiopulmonar ocorre em virtude de enfermidades restritivas ou obstrutivas do parênquima pulmonar, o limiar aeróbio é normal, mas o índice de dispneia é > 0,7, pois é necessário um trabalho respiratório mais intenso, decorrente da incapacidade ventilatória para suprir a demanda aumentada do exercício.[24]

Quando a ventilação máxima tem valor aproximado ou igual ao valor da VVM, existem, portanto, uma pequena reserva e um déficit ventilatório. Nesse caso, a dispneia, a fadiga dos músculos respiratórios e o cansaço físico aparecem antes ou logo após o limiar aeróbio.[24]

A avaliação da reserva respiratória é útil quando a indicação da avaliação cardiopulmonar é para diagnóstico diferencial de dispneia. Contudo, atletas podem consumir toda reserva ventilatória no esforço máximo sem que isso configure doença. Esse fato pode ocorrer em atletas em razão de dois fatores: frequência cardíaca elevada e tempo reduzido de troca respiratória nos alvéolos; produção de calor excessivo durante o esforço físico máximo e mudança na curva de dissociação oxi-hemoglobina.[24]

Os pacientes que apresentam alterações e disfunções cardiovasculares podem ter um consumo de oxigênio baixo no pico de esforço; no entanto, esse consumo baixo está associado a um limiar aeróbio também baixo, mas o índice de dispneia é < 0,7. Nesses casos, a ventilação máxima não se aproxima da VVM de repouso, pois apesar de apresentarem alterações e disfunções cardiovasculares, a reserva ventilatória desses pacientes é alta, sendo geralmente capazes de realizar um teste de esforço máximo.[24]

VE/VCO$_2$ *slope*

A inclinação (*slope*) ventilação/produção de gás carbônico – grau de coeficiente de inclinação da relação entre a ventilação e a produção de gás carbônico VE/VCO$_2$ – representa a taxa de elevação na ventilação por unidade de aumento na produção de dióxido de carbono, com a finalidade de eliminar uma determinada quantidade do referido gás. Sabe-se que, quando comparado com os indivíduos normais, nos pacientes com insuficiência cardíaca, essa inclinação torna-se maior, caracterizando uma resposta ventilatória anormal ao esforço físico. Além do mais, ela é também considerada um dado importante com relação ao prognóstico dos pacientes com insuficiência cardíaca e na hipertensão pulmonar.[21] Assim, os pacientes com valores acima dos limites superiores do normal, têm uma capacidade física menor e um pior prognóstico. Quanto maior a inclinação, maior o VE/VCO$_2$ *slope* e maior a gravidade da doença.

Os mecanismos pelos quais ocorre essa elevação significativa em VE/VCO$_2$ parecem ser multifatoriais, incluindo aumento do espaço morto, acidose lática precoce, aumento da sensibilidade do ergorreflexo e controle respiratório anormal, provavelmente em decorrência de alterações nos quimiorreceptores aórticos e carotídeos.[21]

Uma vantagem dessa variável é que ela tem significado semelhante em testes submáximos. Seus valores normais variam com a idade e o sexo; contudo, pacientes com insuficiência cardíaca têm apresentado sobrevida livre de eventos maior quando o valor obtido for de 35 ou menor. A gravidade é progressivamente maior quanto maior for a VE/VCO$_2$ *slope*.[21]

Valores elevados do VE/VCO$_2$ *slope* associam-se a aumento da mortalidade nos pacientes com insuficiência cardíaca crônica.[16,19,20]

Valores iguais ou superiores a 45 implicam 50% de mortalidade em dois anos e, independentemente do VO_2 pico, pode isoladamente também indicar transplante cardíaco.

Valores igualmente elevados podem ocorrer na doença pulmonar grave.

A associação entre valores de VE/VCO_2 *slope* e mortalidade em dois anos é:

- I: < 29,9, aproximadamente 5%;
- II: 30 a 35,9, aproximadamente 15%;
- III: 36 a 44,9, aproximadamente 30%;
- IV: 45 aproximadamente 50%.

As características expressivamente indicativas de mau prognóstico dos pacientes com insuficiência cardíaca crônica à luz do equivalente ventilatório de gás carbônico ou do seu VE/VCO_2 *slope* são:

- Menor valor de VE/VCO_2 obtido durante o exercício superior a 33.
- VE/VCO_2 no pico do exercício igual ou acima de 45.
- Tempo de obtenção do valor mais baixo do VE/VCO_2 inferior a cinco minutos.
- VE/VCO_2 *slope* dos três minutos iniciais do exercício igual ou superior a 40.
- VE/VCO_2 *slope* acima de 34 e, principalmente, 45.[16,19,20]

Os mecanismos fisiopatológicos relacionados e associados à elevação de VE/VCO_2 *slope* durante o exercício incremental nos pacientes com insuficiência cardíaca crônica e na doença pulmonar grave são:[16,19,20]

- disfunção endotelial;
- inadequada ventilação/perfusão;
- aumento do espaço morto;
- aumento da modulação simpática;
- alteração no ergorreflexo;
- ineficiência ventilatória.

$\Delta VO_2/\Delta T$

A variável aumento do consumo de oxigênio/aumento de carga de trabalho (grau do coeficiente de inclinação da relação entre o consumo de oxigênio e a carga de trabalho $\Delta VO_2/\Delta T$) é uma importante medida da eficiência metabólica aeróbia e também fornece dados importantes com relação à cinética de oxigênio nos pacientes cardiopatas, quando comparados com indivíduos normais. Essa variável reflete a quantidade de oxigênio que deve ser aumentada com relação ao aumento de carga de trabalho. Nos indivíduos normais considera-se o valor em torno de 10 mL O_2/min/watt.[5]

O limiar aeróbio e outras variáveis ajudam na diferenciação entre as doenças cardiovasculares e respiratórias. Dessa forma, um padrão de VO_2 pico diminuído, baixo limiar aeróbio explicado pelo aumento dos íons H^+ estimulando a ventilação em cargas relativamente baixas de esforço, com consequente aumento da ventilação, quando comparado com indivíduos normais e baixo aumento do consumo de oxigênio/aumento de carga de trabalho (grau do coeficiente de inclinação da relação entre o consumo de oxigênio e a carga de trabalho $\Delta VO_2/\Delta T$), ocorrem em decorrência de uma enfermidade cardiocirculatória.[5]

Uma limitação dessa variável é que ela deve ser analisada nos testes realizados em ergômetros que medem com precisão a carga aplicada em watts, como o cicloergômetro, sendo de menor valor na esteira, em que geralmente é mais utilizada nos laboratórios.[5]

Potência ventilatória e potência circulatória

A potência ventilatória é considerada uma variável excelente na discriminação do prognóstico do paciente com insuficiência cardíaca crônica. O risco de eventos graves é acentuado (60% em 50 meses) quando a potência ventilatória for igual ou inferior a 3,5 mmHg e, concomitantemente, a potência circulatória no pico do exercício for igual ou inferior a 1.750 mmHg · mL/kg/min.[21]

Potência ventilatória = PAS do pico do exercício ÷ VE/VCO_2 *slope*
Potência circulatória = PAS pico × VO_2 pico[21]

Pulso de oxigênio

O pulso de oxigênio (pulso de O_2) é a análise da relação do consumo de oxigênio com a frequência cardíaca (FC) durante o exercício com aumento de intensidade na esteira, e pode inferir o débito sistólico. Como o consumo de oxigênio é diretamente proporcional ao débito cardíaco multiplicado pela diferença arteriovenosa de oxigênio, podemos considerar que o consumo de oxigênio é dependente do débito cardíaco.

Concluindo, o pulso de oxigênio (VO_2/FC) é dado pela divisão do VO_2 pela frequência cardíaca a cada momento, e representa o consumo de oxigênio por batimento cardíaco, sendo expresso em mililitros por batimento. O seu significado pode ser observado na equação de Fick:

$$VO_2 = \text{FC} \times \text{volume sistólico} \times \text{diferença arteriovenosa de oxigênio}$$

As arritmias que tornam a frequência cardíaca muito irregular, como a fibrilação atrial, prejudicam a análise dessa variável. O pulso de oxigênio eleva-se de forma consistente até próximo ao esforço máximo com valores maiores de 12 mL/batimento.[17] Obtém-se o diagnóstico de isquemia quando a curva apresenta platô precoce ou queda durante o esforço.[21]

De maneira geral, valores abaixo de 8 mL/batimento inferem disfunção ventricular. Mais importante que o valor absoluto é a análise do aspecto da curva. Um platô precoce na elevação da curva, ou até mesmo uma queda durante o esforço, pode inferir disfunção ventricular frente ao exercício realizado. Nos casos de cardiopatia isquêmica, a queda do pulso de oxigênio pode demonstrar início de isquemia miocárdica, antes mesmo das alterações eletrocardiográficas ou dos sintomas do paciente.[21]

A análise do pulso de O_2 e da relação VO_2/carga pode caracterizar cardiopatia se as curvas apresentam platô ou queda, refletindo volume sistólico inadequado à carga imposta. Quando ocorre um platô no pulso de oxigênio com queda na saturação de oxigênio e VE/VCO_2 *slope* elavada, sugere-se hipertensão pulmonar ou patologia com envolvimento vascular pulmonar.[17]

Quando a limitação do paciente está relacionada com o sistema circulatório, geralmente ocorrem: VO_2 máximo ou pico reduzido, limiar aeróbio precoce, VE/VCO_2 elevado, eficiência ventilatória de captação de oxigênio (OUES, do inglês *oxygen uptake efficiency slope*) reduzido, platô de O_2.

Eficiência ventilatória da captação de oxigênio

A análise da eficiência ventilatória da captação de oxigênio (OUES) tem se tornado um importante marcador para avaliação da capacidade cardiorrespiratória, principalmente por não perder seu valor prognóstico em testes submáximos.[18]

Uma inclinação mais íngreme da esteira indica que menos esforço ventilatório é necessário para o consumo de oxigênio, ou seja, quanto maior seu valor, maior a sua eficiência. Portanto, valores abaixo de 1,47 ou abaixo de 70% do predito apresentam pior prognóstico. O OUES é obtido a partir da equação:

$$VO_2 = a \log 10\, VE + b$$

em que *a* é o OUES e *b* é a intercepção.[4]

O OUES apresenta diversas vantagens, além da sua análise em testes submáximos. Entre elas, o OUES não apresenta diferenças significativas em diferentes ergômetros (esteira ou bicicleta).[18]

T MEIO VO_2

O T meio VO_2, tempo para que o maior valor do VO_2 caia pela metade na recuperação, a partir do pico do esforço, auxilia na avaliação na resposta ao treinamento físico e na avaliação prognóstica na disfunção ventricular. Seu valor de normalidade é de até 90 segundos.[3]

O T meio VO_2 é identificado em pacientes com insuficiência cardíaca congestiva (ICC). Em pacientes sem cardiopatia, o T meio VO_2 é, geralmente, < 90 segundos. A cinética de recuperação da frequência cardíaca (RFC) é um marcador prognóstico bem estabelecido em pacientes com doença arterial coronariana (DAC) e está relacionada com alterações no balanço autonômico após o esforço. Na ICC também é um fator independente de mortalidade, mesmo em pacientes que fazem uso de betabloqueadores. O ponto de corte estabelecido para essa população foi ≤ 16 batimentos/minuto em um protocolo de recuperação ativa. Sua utilidade clínica foi avaliada em pacientes na zona intermediária do VO_2 pico para indicação de transplante (VO_2 entre 10,1 e 13,9 mL/kg/min). Nesses pacientes, a análise da RFC agregou valor a VO_2 pico e VE/VCO_2 *slope*. Aqueles pacientes que apresentavam RFC e VE/VCO_2 *slope* alteradas tiveram um prognóstico comparável àqueles com $VO_2 < 10$ mL/kg/min.[3]

Ventilação periódica

A ventilação periódica (ou oscilatória) é definida como padrão oscilatório em repouso que persiste em ≥ 60% do esforço com uma amplitude ≥ 15% comparada aos valores médios de repouso. Reflete a gravidade e o pior prognóstico na insuficiência cardíaca (IC).[8]

A respiração periódica é um fenômeno anormal e típico no padrão ventilatório de pacientes com IC.[2] Caracterizada por oscilações cíclicas na ventilação minuto (VE), com ou sem apneia interposta, sua presença foi observada em indivíduos acordados (respiração de Cheyne-Stokes) e durante o sono (apneia central do sono). Quando esse fenômeno ocorre durante o exercício, é chamado de ventilação periódica durante o exercício (EOV, do inglês *exercise oscillatory ventilation*).[8]

Estudos recentes indicam um risco quatro vezes maior de os pacientes com EOV apresentarem eventos cardiovasculares adversos do que os seus pares sem EOV.[4] Atualmente, esse fenômeno é considerado um fator independente de morte na IC. Embora as evidências atuais indiquem alto valor preditivo, a sua fisiopatologia ainda não foi totalmente compreendida. O atraso circulatório, a congestão pulmonar, a sinalização ergorreflexa exacerbada e a maior atividade quimiorreceptora seriam seus principais gatilhos.[8]

Avaliação cardiopulmonar no diagnóstico diferencial de dispneia

A avaliação cardiopulmonar pode ser um método recomendado e adequado para os pacientes com dispneia a esclarecer, cuja causa não seja muito bem esclarecida por anamnese ou exame clínico. Algumas dessas situações incluem: isquemia coronária silenciosa, insuficiência cardíaca com fração de ejeção preservada, doença vascular pulmonar oclusiva em estágio anterior à elevação da pressão arterial pulmonar, *shunt* direito-esquerdo e doenças musculares que causam fadiga.[27]

Nessas situações, deve-se avaliar o VO_2 máximo ou pico e determinar o percentual do predito alcançado. Pacientes com alterações e disfunções pulmonares, cardiovasculares, metabólicas ou descondicionamento físico podem apresentar valores reduzidos de consumo de oxigênio.[27]

A saturação de oxigênio também é uma variável fundamental para ser analisada nesses pacientes durante a realização da avaliação cardiopulmonar. Queda maior que 4 % no pico de esforço com relação ao repouso é sugestiva de alterações e/ou disfunções pulmonares como causa da dispneia.[27]

Avaliação cardiopulmonar na disfunção ventricular esquerda

A avaliação cardiopulmonar tem sido considerada um método essencial em pacientes com disfunção ventricular e insuficiência cardíaca congestiva. O exame inicia-se com a espirometria em repouso, para se avaliar a função pulmonar e afastar doenças pulmonares subjacentes, além de fornecer a ventilação voluntária máxima (VVM), necessária ao cálculo da reserva ventilatória.[27]

A redução da capacidade funcional impede que se aumente a demanda de energia relativa à carga de trabalho em ritmo fisiológico. Nos pacientes saudáveis, esse incremento é de 10 mL/watt × minuto de oxigênio; nos pacientes com disfunção ventricular, esse número pode estar reduzido a menos de 5 mL/watt × minuto de oxigênio, ocasionando, inclusive, atraso na recuperação do VO_2 na fase pós-exercício máximo.[27]

Alterações na relação ventilação/perfusão pulmonar em repouso também podem estar presentes, e se manifestam durante o exercício em virtude da deficiência nas trocas gasosas, obrigando o paciente a elevar significativamente a ventilação pulmonar com relação ao ritmo metabólico.[27]

Um padrão oscilatório da ventilação, também conhecido como ventilação periódica, que persiste do repouso até, pelo menos, 2/3 do tempo total do exame, indica pior prognóstico quando presente na disfunção ventricular esquerda.[27]

Nos pacientes com doença arterial coronariana, ocorrendo disfunção ventricular esquerda, secundária à isquemia miocárdica, pode haver redução no ritmo de incremento do VO_2 com relação à carga de trabalho, apresentando um platô ou até queda da curva respectiva; fato semelhante pode ocorrer na curva de pulso de oxigênio. Essas informações demonstram maior precisão na avaliação cardiopulmonar no diagnóstico de doença arterial coronariana quando comparada com o teste ergométrico.[27]

3 Avaliação Cardiopulmonar: Limiares Ventilatórios

Ventilação pulmonar

A ventilação pulmonar (VE) pode ser definida como o produto entre a frequência respiratória (FR) e o volume corrente (VC).[13]

$$VE = FR \times VC$$

A ventilação pulmonar em repouso varia entre 6 e 12 L/min. Durante o exercício máximo, a ventilação pode atingir até 180 L/min, por meio de um aumento da frequência respiratória de 40 a 50 respirações por minuto e um volume corrente de 3 a 3,5 L/min.[13]

O aumento da ventilação depende do consumo de oxigênio e da produção do dióxido de carbono, aumentando de forma linear até o limiar aeróbio. Esse limiar corresponde a 40% a 60% do VO_2 máximo, sendo definido como o nível de intensidade de trabalho em que temos o início de um maior tamponamento pelo bicarbonato de sódio e maior eliminação de CO_2 com H_2O na expiração.[16,24,25]

A partir do limiar aeróbio, quando a intensidade continua aumentando na esteira, assim como o tamponamento, estamos nos aproximando do segundo limiar ventilatório, ou seja, do ponto de descompensação respiratória, em que o paciente atinge seu limite de tamponamento pelo bicarbonato de sódio e inicia-se a fase de descompensação respiratória e metabólica, ou seja, o segundo grande disparo da ventilação pulmonar.[16,24,25]

A fase entre os limiares ventilatórios, ou seja, entre o limiar aeróbio e o ponto de descompensação respiratória, é chamada de fase aeróbia. A fase acima do segundo limiar ventilatório, ou ponto de descompensação respiratória, é chamada de fase anaeróbia.[16,24,25]

HLA	+	$NaHCO_3$	$\rightleftarrows$	$NaLa + H_2CO_3$	$\rightleftarrows$	$H_2O + CO_2$
Ácido lático		Bicarbonato de sódio		Ácido carbônico		

Ergoespirometria

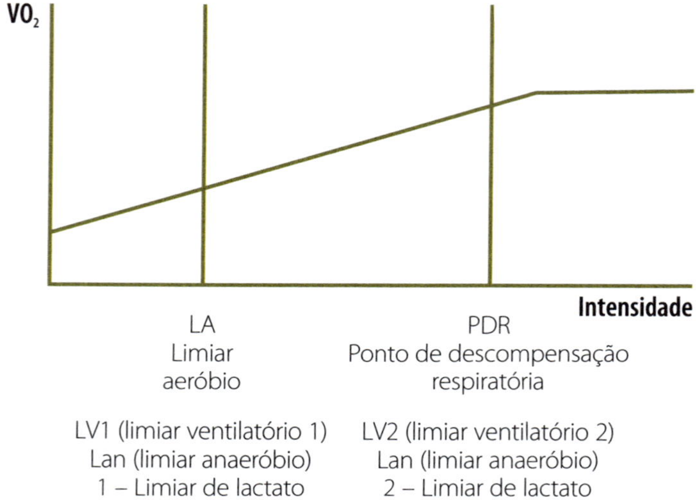

No limiar aeróbio, verifica-se elevação do aumento do VCO_2, com aumento desproporcional dessa variável com relação ao consumo de oxigênio.[16]

Ergoespirometria

O limiar aeróbio ocorre entre 40% e 60% do VO_2 máximo.

O ponto de descompensação respiratória ocorre entre 70% e 90% do VO_2 máximo.

O limiar anaeróbio ou aeróbio é o momento do início de um maior tamponamento, ou seja, é a intensidade do exercício em que se começa a acumular íons H e lactato sanguíneo, alterando o pH e estimulando um incremento na ventilação. Nesse momento, acredito que seja melhor chamá-lo de limiar aeróbio, pois existe o predomínio do metabolismo oxidativo aeróbio, sendo a intensidade mínima de treino aeróbio que a pessoa deve realizar.[16,24,25]

O lactato é produzido tanto no repouso (pequenas quantidades) quanto no exercício; entretanto, a remoção do lactato pelos músculos cardíaco e esqueléticos inativos contrabalança a sua produção, o que previne o acúmulo de lactato; porém, quando a produção é maior que a remoção, haverá um acúmulo de lactato. O treinamento aeróbio produz adaptações celulares que aceleram os ritmos de remoção de lactato, fazendo com que o acúmulo ocorra somente em altas intensidades de exercícios.[13,16,20,24,25,29]

Durante o exercício, o lactato sanguíneo começa a aumentar exponencialmente em intensidades acima de 60% do consumo máximo de oxigênio em uma pessoa sedentária. A formação de lactato aumenta para níveis progressivamente mais altos em exercícios de alta intensidade, quando o músculo ativo não consegue atender às necessidades energéticas com o predomínio do metabolismo aeróbio.[11,16,20,24,25]

As pessoas condicionadas exibem um padrão semelhante de comportamento da curva de lactato, exceto para o ponto no qual o aumento de lactato no sangue ocorre bruscamente. Esse ponto brusco de aumento de lactato sanguíneo, conhecido como limiar de lactato sanguíneo (também chamado de OBLA – *onset of blood lactate accumulation* – início de acúmulo de lactato sanguíneo) acontece em intensidades mais elevadas nas pessoas condicionadas. Acredito que seja melhor chamar esse momento de ponto de descompensação respiratória, ou seja, o início da descompensação respiratória e metabólica.[16,20,24,25]

A intensidade de exercício no ponto de acúmulo do lactato (limiar do lactato sanguíneo) consegue predizer enfaticamente o desempenho no exercício aeróbio, auxiliando na prescrição do treinamento. Com isso, acredito que o mais coerente seria denominar o primeiro limiar ventilatório de limiar aeróbio, e o segundo, limiar ventilatório de limiar anaeróbio, ou melhor, ponto de descompensação respiratória.[16,20,24,25]

O limiar aeróbio é determinado na ocorrência de, pelo menos, duas das seguintes variáveis:[16]

- Perda da linearidade entre a ventilação pulmonar (VE) e o consumo de oxigênio (VO_2), observada a partir do equivalente ventilatório de oxigênio (VE/VO_2).

- Tendência à ascensão da relação entre o volume de dióxido de carbono expirado por minuto (VCO_2) e o consumo de oxigênio (VO_2), denominada razão de troca respiratória (VCO_2/VO_2).
- Menor valor da pressão de oxigênio ao final da expiração ($PETO_2$).
- Primeiro incremento significativo da ventilação.

O ponto de descompensação respiratória é determinado por.[16]

- Perda da linearidade da relação entre VE e VCO_2 verificada a partir do equivalente ventilatório do dióxido de carbono (VE/VCO_2).
- Verificação do maior valor da pressão de dióxido de carbono ao final da expiração ($PETCO_2$) precedendo a sua queda abrupta.
- Segundo incremento significativo da ventilação.

Determinação dos limiares ventilatórios

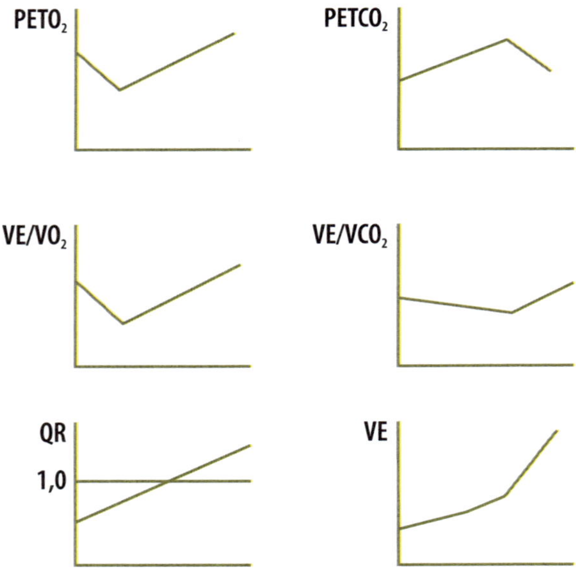

Equivalentes ventilatórios para oxigênio e para dióxido de carbono

Os equivalentes ventilatórios para oxigênio (VE/VO_2) e para dióxido de carbono (VE/VCO_2), expressam a relação ventilação/metabolismo energético de oxigênio, sendo particularmente úteis na determinação do limiar aeróbio e do ponto de descompensação respiratória.

Os equivalentes ventilatórios são indicadores importantes das eficiências das trocas gasosas (relação ventilação/perfusão) e do transporte circulatório dos gases.

VE/VO_2 reflete a necessidade ventilatória para um dado nível de consumo de O_2; portanto, apresenta-se como índice da eficiência ventilatória. Pacientes com relação inadequada entre a ventilação e a perfusão pulmonar (aumento do espaço morto fisiológico) ventilam ineficientemente e têm altos valores para VE/VO_2 (p. ex., doença pulmonar e IC). Valores de pico acima de 50 têm sido úteis no diagnóstico de pacientes com suspeita de miopatia mitocondrial.[10] Já o VE/VCO_2 representa a necessidade ventilatória de eliminar uma determinada quantidade de CO_2 produzida pelos tecidos em atividade, sendo influenciado pela pressão parcial de gás carbônico ($PaCO_2$).[24]

Pressão expirada final de oxigênio e pressão expirada final de dióxido de carbono

A pressão expirada final de oxigênio ($PETO_2$) é analisada pelo espirômetro durante a expiração final do indivíduo, ou seja, analisando-se o ar que estava nos alvéolos. O comportamento dessa variável mostra um declínio no início do exercício e inicia sua elevação quando o paciente atinge o limiar aeróbio. A pressão expirada final de dióxido de carbono ($PETCO_2$) também passa por semelhante processo de análise; contudo, seu comportamento é diferente. A $PETCO_2$ eleva-se até atingir o ponto de descompensação respiratória, declinando, então, até o final do esforço.[16]

No exercício aeróbio de intensidade crescente, o equivalente ventilatório para o oxigênio e o equivalente ventilatório para o dióxido de carbono diminuem progressivamente, atingindo os valores mais baixos no limiar aeróbio; após esse limiar, aumentam progressivamente até o final do esforço.[16]

A pressão expirada de O_2 ($PETO_2$) e a pressão expirada de CO_2 ($PETCO_2$) refletem a ventilação-perfusão dentro do sistema pulmonar e, indiretamente, a função cardíaca. A $PETO_2$ apresenta valores em repouso próximo de 100 mmHg e a $PETCO_2$ valores em repouso próximo de 40 mmHg. Valores anormais podem representar a gravidade da doença em pacientes portadores de IC, miocardiopatia hipertrófica (MCH), hipertensão pulmonar, doença pulmonar obstrutiva crônica (DPOC) e doença pulmonar restritiva.[24]

4 Tipos de Protocolos para Ergometria e Ergoespirometria

A escolha do protocolo ideal e adequado para cada paciente é fundamental para o sucesso da avaliação cardiopulmonar. A duração ideal de um teste cardiopulmonar deve ficar entre 8 e 17 minutos. A seguir, são apresentados alguns protocolos de esforço, sendo os primeiros indicados para cardiopatas, posteriormente sedentários, condicionados e atletas.[3]

Tempo ideal do teste

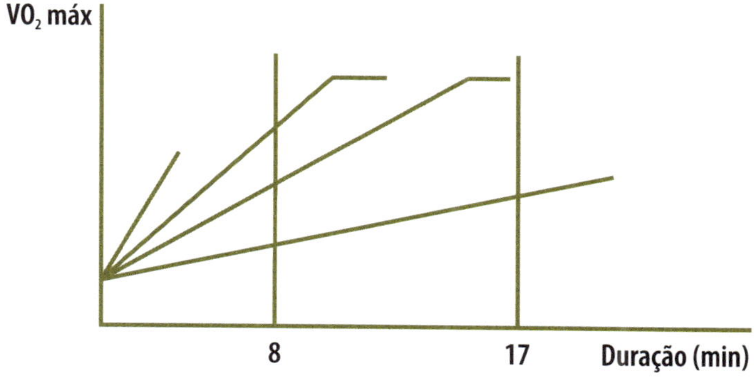

Os protocolos de teste de esforço podem ser realizados de duas maneiras: em rampa ou escalonado.

O protocolo em rampa é caracterizado pelo aumento da carga a cada minuto; por isso, as variáveis elevam-se em forma de rampa em um gráfico. Não existe estado estável das variáveis.

O protocolo escalonado é realizado com aumento de carga a cada 2 ou 3 minutos; por isso, formam-se escalonamentos das variáveis, principalmente o consumo de oxigênio e a frequência cardíaca.

No caso da avaliação cardiopulmonar, o mais adequado é a realização de protocolos na forma de rampa, em que a carga máxima atingida pelo indivíduo é sempre maior se comparada ao teste escalonado.[25,26]

Tipos de protocolos

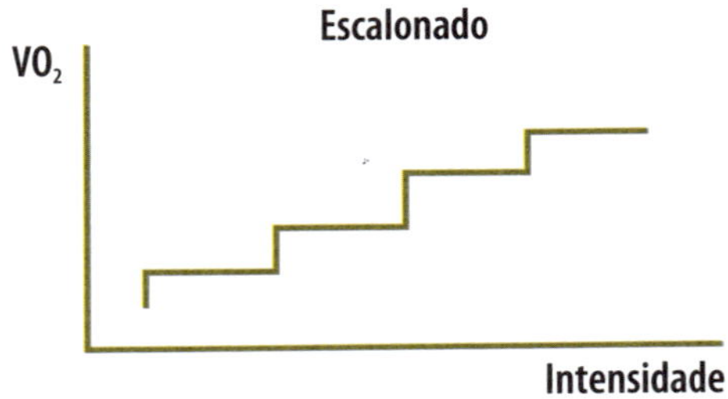

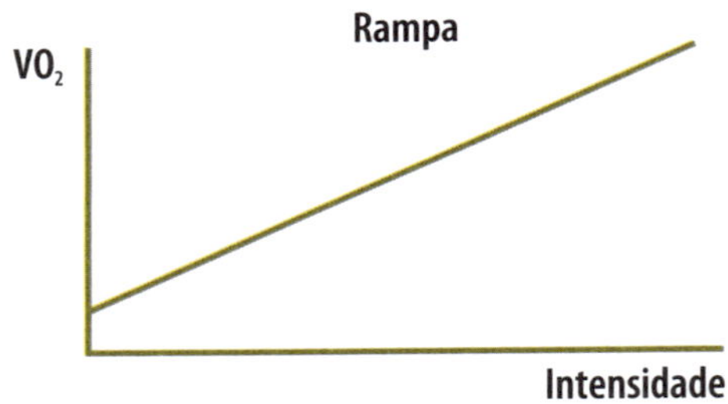

O protocolo Balke com velocidade 2,0 mph é mais indicado para pessoas cardiopatas e sedentárias.

Tempo (min)	*Velocidade (mph)*	*Inclinação (%)*
Exercício		
1	1,0	0
1	1,5	0
1	2,0	0
1	2,0	2
1	2,0	4
1	2,0	6
1	2,0	8
1	2,0	10
1	2,0	12
1	2,0	14
1	2,0	16
1	2,0	18
1	2,0	20
1	2,0	22
1	2,0	24
1	2,0	26
1	2,0	28
Recuperação		
1	1,0	6
1	1,0	0
1	0	0
1	0	0
1	0	0
1	0	0

O protocolo Balke com velocidade 2,5 mph é mais indicado para pessoas cardiopatas e sedentárias.

Tempo (min)	*Velocidade (mph)*	*Inclinação (%)*
Exercício		
1	1,7	0
1	2,0	0
1	2,5	0
1	2,5	2
1	2,5	4
1	2,5	6
1	2,5	8
1	2,5	10
1	2,5	12
1	2,5	14
1	2,5	16
1	2,5	18
1	2,5	20
1	2,5	22
1	2,5	24
1	2,5	26
1	2,5	28
Recuperação		
1	1,5	6
1	1,0	0
1	0	0
1	0	0
1	0	0
1	0	0

O protocolo Balke com velocidade 3,0 mph é mais indicado para pessoas cardiopatas e sedentárias.

Tempo (min)	*Velocidade (mph)*	*Inclinação (%)*
Exercício		
1	1,7	0
1	2,4	0
1	3,0	0
1	3,0	2
1	3,0	4
1	3,0	6
1	3,0	8
1	3,0	10
1	3,0	12
1	3,0	14
1	3,0	16
1	3,0	18
1	3,0	20
1	3,0	22
1	3,0	24
1	3,0	26
1	3,0	28
Recuperação		
1	2,0	6
1	1,0	0
1	0	0
1	0	0
1	0	0
1	0	0

O protocolo Balke com velocidade 3,4 mph é mais indicado para pessoas cardiopatas e sedentárias.

Tempo (min)	*Velocidade (mph)*	*Inclinação (%)*
Exercício		
1	1,7	0
1	2,4	0
1	3,4	0
1	3,4	2
1	3,4	4
1	3,4	6
1	3,4	8
1	3,4	10
1	3,4	12
1	3,4	14
1	3,4	16
1	3,4	18
1	3,4	20
1	3,4	22
1	3,4	24
1	3,4	26
1	3,4	28
Recuperação		
1	2,4	6
1	1,5	0
1	0	0
1	0	0
1	0	0
1	0	0

O protocolo Balke com velocidade 4,0 mph é mais indicado para pessoas sedentárias.

Tempo (min)	*Velocidade (mph)*	*Inclinação (%)*
	Exercício	
1	2,0	0
1	3,0	0
1	4,0	0
1	4,0	2
1	4,0	4
1	4,0	6
1	4,0	8
1	4,0	10
1	4,0	12
1	4,0	14
1	4,0	16
1	4.0	18
1	4,0	20
1	4,0	22
1	4,0	24
1	4,0	26
1	4,0	28
	Recuperação	
1	2,0	6
1	1,0	0
1	0	0
1	0	0
1	0	0
1	0	0

O protocolo Balke com velocidade 5,0 mph é mais indicado para pessoas condicionadas.

Tempo (min)	Velocidade (mph)	Inclinação (%)
Exercício		
1	3,0	0
1	4,0	0
1	5,0	0
1	5,0	2
1	5,0	4
1	5,0	6
1	5,0	8
1	5,0	10
1	5,0	12
1	5,0	14
1	5,0	16
1	5,0	18
1	5,0	20
1	5,0	22
1	5,0	24
1	5,0	26
1	5,0	28
Recuperação		
1	3,0	6
1	2,0	0
1	0	0
1	0	0
1	0	0
1	0	0

O protocolo D é mais indicado para pessoas condicionadas.

Tempo (min)	*Velocidade (mph)*	*Inclinação (%)*
Exercício		
1	1,7	0
1	3,5	0
1	4,0	2
1	4,0	4,5
1	4,8	0
1	5,0	3
1	5,5	4
1	5,5	8
1	5,5	12
1	5,8	14
1	6,0	16
1	6,2	18
1	6,2	21,5
1	6,6	22
1	6,8	24
1	7,2	24,5
1	7,6	25
Recuperação		
1	3,5	12
1	2,0	0
1	0	0
1	0	0
1	0	0
1	0	0

O protocolo Velocidade 1 é mais indicado para pessoas com um consumo máximo de oxigênio acima da média para sua idade e sexo.

Tempo (min)	*Velocidade (mph)*	*Inclinação (%)*
Exercício		
1	2,0	0
1	4,4	0
1	4,6	2
1	4,8	0
1	5,2	3
1	6,0	4
1	6,8	5
1	7,4	7
1	7,8	9
1	8,2	11
1	8,5	13
1	8,6	15
1	8,6	17
1	9,0	17
1	9,0	19
1	9,0	21
1	9,0	23
Recuperação		
1	4,0	9
1	3,0	0
1	0	0
1	0	0
1	0	0
1	0	0

O protocolo Velocidade 2 é mais indicado para pessoas com um consumo máximo de oxigênio muito acima da média para sua idade e sexo.

Tempo (min)	*Velocidade (mph)*	*Inclinação (%)*
	Exercício	
1	2,0	0
1	4,4	0
1	4,6	2
1	4,8	0
1	5,6	1
1	6,6	2
1	7,4	3
1	8,2	4
1	9,0	5
1	9,6	6
1	10	7
1	10,2	8
1	10,5	9
1	10,6	11
1	10,6	13
1	10,6	15
1	10,6	17
	Recuperação	
1	4,0	6
1	3.0	0
1	0	0
1	0	0
1	0	0
1	0	0

O protocolo Velocidade 3 é mais indicado para pessoas com um consumo máximo de oxigênio muito acima da média para sua idade e sexo, ou seja, realmente atletas de elite.

Tempo (min)	*Velocidade (mph)*	*Inclinação (%)*
Exercício		
1	2,0	0
1	3,6	3
1	4,5	5
1	5,4	3
1	6,6	4
1	7,7	5
1	8,7	6
1	9,7	7
1	10,7	8
1	11,7	8
1	12,3	10
1	12,6	12
1	13,0	14
1	13,3	16
1	13,6	18
1	13,8	20
1	14,0	22
Recuperação		
1	4,0	9
1	3,0	0
1	0	0
1	0	0
1	0	0
1	0	0

Protocolos no cicloergômetro

Em rampa

Tempo (min)	*5 watts*	*10 watts*	*15 watts*	*20 watts*	*30 watts*	*40 watts*
Exercício						
1	5	10	15	20	30	40
1	10	20	30	40	60	80
1	15	30	45	60	90	120
1	20	40	60	80	120	160
1	25	50	75	100	150	200
1	30	60	90	120	180	240
1	35	70	105	140	210	280
1	40	80	120	160	240	320
1	45	90	135	180	270	360
1	50	100	150	200	300	400
1	55	110	165	220	330	440
1	60	120	180	240	360	480
1	65	130	195	260	390	520
1	70	140	210	280	420	560
1	75	150	225	300	450	600
1	80	160	240	320	480	640
1	85	170	255	340	510	680
Recuperação						
1	30	60	90	120	180	240
1	15	30	45	60	90	120
1	0	0	0	0	0	0
1	0	0	0	0	0	0
1	0	0	0	0	0	0
1	0	0	0	0	0	0

Protocolos no cicloergômetro

Escalonado

Tempo (min)	15 w/3 min	30 w/3 min
Exercício		
1	15	30
1	15	30
1	15	30
1	30	60
1	30	60
1	30	60
1	45	90
1	45	90
1	45	90
1	60	120
1	60	120
1	60	120
1	75	150
1	75	150
1	75	150
1	90	180
1	90	180
Recuperação		
1	45	90
1	15	30
1	0	0
1	0	0
1	0	0
1	0	0

5 Avaliação Cardiopulmonar: Definição de Exame Máximo

A avaliação cardiopulmonar ou teste ergoespirométrico é a melhor metodologia existente atualmente para avaliação da capacidade cardiorrespiratória do paciente. Aliás, o que significa teste máximo? Essa é a pergunta que deve ser realizada ao paciente após a realização de um teste na esteira. Seu teste foi máximo? Máximo em quais variáveis? A princípio, o teste cardiopulmonar deve ser máximo em quatro aspectos: muscular, cardiovascular, respiratório e metabólico.[16]

O que significa teste máximo muscular?

Significa que o paciente não consegue mais andar ou correr na esteira. Se o teste foi realizado no cicloergômetro, significa o momento no qual não é possível manter a velocidade de 30 km/h.

O que significa teste máximo cardiovascular?

Significa o momento no qual houve aumento da intensidade da esteira ou bicicleta e a frequência cardíaca não apresentou elevação significativa, ou seja, atingiu-se o platô de frequência cardíaca. Nesse caso, o paciente atingiu sua frequência cardíaca (FC) máxima; caso contrário, o correto é definirmos como frequência cardíaca de pico.[13]

O que significa teste máximo respiratório?

Significa o momento em que houve aumento da intensidade da esteira ou bicicleta e o consumo máximo de oxigênio não apresentou elevação significativa, ou seja, atingiu-se o platô de consumo de oxigênio. Nesse caso, o paciente atingiu seu consumo máximo de oxigênio; caso contrário, o correto é definirmos como consumo pico de oxigênio.[13]

O que significa teste máximo metabólico?

Significa o momento no qual o paciente atingiu um valor acima de 1,15 no quociente respiratório (relação entre VCO_2/VO_2).[16]

Após a realização do teste cardiopulmonar máximo nos quatro aspectos, podemos, por meio dos limiares ventilatórios, obter algumas conclusões com relação ao predomínio do metabolismo do paciente e ao direcionamento ao esporte no qual ele poderia obter mais sucesso.

Se o paciente em questão atingiu seu segundo limiar ventilatório muito próximo do final do exame, significa que ele apresenta alta capacidade de tamponamento e, consequentemente, maior capacidade oxidativa. Certamente, nesse exemplo, ele seria uma pessoa mais indicada para provas de fundo, ou seja, corridas de longa distância.[16]

Se o paciente em questão tivesse atingido seu segundo limiar ventilatório muito precocemente, significaria o oposto; ou seja, baixa capacidade de tamponamento e alta capacidade para suportar acidose por mais tempo (sistema glicolítico predominantemente). Nesse exemplo, ele seria, sem dúvidas, um paciente mais indicado para provas curtas (potência/explosão): 100 m, 200 m ou 400 m.[16]

Concluindo, o teste cardiopulmonar, evidentemente por meio da análise de outras variáveis que estão incluídas no exame, permite ao fisiologista direcionar seu paciente ao esporte que ele poderá ter um maior rendimento.

6 Prescrição de Treinamento Físico pela Avaliação Cardiopulmonar

A inclusão de exercícios físicos nos programas de controle do peso corporal pode minimizar a redução da taxa metabólica de repouso que ocorre como causa das dietas hipocalóricas. A preservação de massa magra provocada pelo exercício físico auxilia na manutenção do metabolismo de repouso, uma vez que a musculatura esquelética é um dos componentes corporais que mais contribuem para o metabolismo energético.[13]

A inclusão de treinamento físico nos programas de emagrecimento pode atenuar a redução de massa magra e minimizar a diminuição do metabolismo de repouso ocasionada pela perda de peso. A prática de exercício físico apresenta aspectos relacionados com os efeitos agudo e crônico sobre a mobilização e a utilização de gordura, que influenciam o emagrecimento. Isso significa dizer que, mesmo após o exercício, a mobilização e a oxidação de gordura permanecem aumentadas.[13]

Dietas muito restritivas e a prática do jejum são procedimentos que diminuem o metabolismo do organismo e dificultam a perda de peso por meio de massa de gordura. Dietas ricas em carboidratos estimulam o malonil-CoA, o qual inibe a carnitina palmitoil transferase.[13]

Dietas com baixo teor de carboidratos diminuem a produção de insulina e, com isso, estimulam a produção do hormônio de crescimento (GH), o qual é responsável pelo aumento da síntese proteica. Contudo, restringir os carboidratos da dieta é outro erro, pois o metabolismo oxidativo da lipólise (β-oxidação) é dependente de carboidratos.[13]

A mitocôndria do músculo treinado apresenta uma capacidade muito aumentada de gerar ATP aerobiamente por fosforilação oxidativa. A capacidade oxidativa do músculo esquelético também é melhorada por aumento acentuado, tanto no tamanho quanto na quantidade, de mitocôndrias por unidade de área de músculo. Essas alterações serão importantes para que o atleta consiga obter um valor cada vez mais elevado no consumo máximo de oxigênio. A capacidade oxidativa, tanto das fibras do tipo I quanto as do tipo II, pode ser bastante aumentada pelo treinamento.[13]

As pessoas condicionadas apresentam maior conteúdo de glicogênio muscular e hepático, podendo chegar até 2,5 vezes o conteúdo que apresentavam anteriormente ao período de treinamento físico. Essa ampliação do estoque deve-se, em parte, à intensificação da sensibilidade à insulina produzida pelo treinamento. Isso promove a captação e o armazenamento da glicose (os níveis de proteína transportadora GLUT 4 são 25% maiores no músculo treinado). O treinamento promove maior quantidade de saída do GLUT 4 do retículo endoplasmático para a superfície da célula, além de elevar a enzima glicogênio sintase, elevando, consequentemente, o estoque do glicogênio muscular.[13]

Os atletas apresentam, em média, um aumento de 40% no tamanho das mitocôndrias e o ciclo de Krebs duas vezes mais efetivo. O treinamento físico promove uma elevação em até 90% na enzima isocitrato desidrogenase, a qual é limitadora do ciclo de Krebs. O treinamento físico diminui os níveis de glicogenólise para a mesma carga absoluta pré-treino, em virtude da menor liberação de catecolaminas durante a realização do exercício físico, principalmente a adrenalina. A musculatura tem receptores β-adrenérgicos, os quais terão menor influência dos níveis de adrenalina, consequentemente poupando os estoques menores de glicogênio comparados aos estoques de lipídios. A atividade nervosa simpática, refletida pela concentração de noradrenalina plasmática durante o exercício físico, encontra-se diminuída na mesma taxa absoluta de trabalho após o treinamento.[13]

Os estoques de glicogênio ampliados pelo treinamento físico e a menor taxa de glicogenólise são efeitos benéficos do treinamento; com isso, o organismo do atleta utilizará mais lipídios durante a realização do exercício físico por causa da menor taxa de secreção das catecolaminas, principalmente a adrenalina. Além disso, os níveis de cortisol secretados pelo córtex da suprarrenal também estarão diminuídos; com isso, o catabolismo proteico ocorrerá em menor magnitude e a glicogenólise estará diminuída.[13]

Os níveis menores de cortisol e de catecolaminas implicam menor estresse geral para o organismo e, consequentemente, menor elevação da frequência cardíaca e pressão arterial (duplo produto) para a mesma carga absoluta comparada ao período antes do início do treinamento físico. Isso também significa menor sobrecarga cardiovascular.[13]

Exemplo:

- Pessoa de 70 kg com 15% de gordura corporal
- 10.500 g de lipídios no organismo
- 1 g lipídio = 9 kcal
- 9 × 10.500 = aproximadamente 94.500 kcal na forma de lipídios
- 500 g de glicogênio hepático e muscular
- 1 g carboidrato (CHO) = 4 kcal
- 4 × 500 = 2.000 kcal na forma de glicogênio

Por isso, quanto mais o organismo utilizar os lipídios como fonte energética, tanto em repouso quanto durante o exercício físico, mais se obtém uma maneira inteligente e eficiente de manter a energia. Observe que, em outro exemplo, quando uma pessoa sedentária caminha a 5 km/h na esteira no início do programa de treinamento físico sua taxa de glicogenólise será mais elevada que após um período de 2 a 3 meses, ao compararmos a mesma velocidade.[13]

Durante a realização de qualquer atividade física, nosso organismo necessita de energia. Até mesmo em repouso necessitamos de energia para realizarmos nossas funções vitais, como, por exemplo, respirar. Essa energia é proveniente do alimento que ingerimos nas refeições. Aliás, nossas refeições devem conter carboidratos, gorduras e proteínas de uma maneira equilibrada.[13]

Durante o treinamento físico, nosso organismo necessitará de glicose para realizar os movimentos exigidos pelo exercício físico. Essa glicose é proveniente dos carboidratos ingeridos nas refeições. Contudo, quando nosso corpo fica muitas horas sem ingerir qualquer alimento, a quantidade do estoque de carboidrato fica muito reduzida, prejudicando seu fornecimento. O organismo, então, recorre ao estoque de gordura do indivíduo. Contudo, a geração de energia da gordura, proveniente da beta-oxidação fica prejudicada, pois é dependente do metabolismo de carboidratos, os quais estão escassos, nesse momento, no organismo da pessoa que está realizando a atividade física. Então, a partir desse momento, inicia-se o metabolismo predominante de proteínas, ou seja, proteólise.[13]

Com isso, a geração de energia é proveniente de massa magra do indivíduo, uma vez que a pessoa começa a perder músculos durante a atividade física.

O metabolismo de gordura é dependente de carboidratos; portanto, com os níveis de carboidratos reduzidos, o metabolismo de gordura fica prejudicado, ocorrendo, então, o predomínio de proteólise. Novamente, torna-se importante reforçar o conceito da bioenergética: o metabolismo de gordura é dependente de um nível razoável de carboidratos no organismo; caso contrário, a geração da energia é proveniente de massa magra. Treinar em jejum é uma maneira de reduzir a quantidade de músculos do seu organismo. Nunca realize esse procedimento sem a orientação de um profissional especializado.[13]

O treinamento físico aeróbio realizado entre os limiares ventilatórios (intensidade moderada, alternando com intensidades mais elevadas, próximo ao segundo limiar ventilatório) promove elevação da biogênese mitocondrial, aumento na quantidade e ativação de enzimas oxidativas, e aumento da ativação da lipase hormônio-sensível e da carnitina palmitoil transferase, responsáveis pela lipólise.[13]

Porém, os principais efeitos do treinamento físico no controle do peso corporal são obtidos cronicamente. Alguns efeitos de grande importância referem-se ao aumento da atividade da enzima lipase hormônio-sensível (enzima responsável pela maior mobilização de lipídios no tecido adiposo) e da densidade mitocondrial, o que potencializa a oxidação de lipídios, favorecendo, assim, o emagrecimento.[13]

Na célula adiposa, o exercício físico aumenta a sensibilidade β-adrenérgica, o que sugere maior modulação do sistema nervoso simpático no tecido adiposo. Além disso, o treinamento físico acelera a perda de massa gorda em decorrência do aumento da capacidade de oxidação de ácidos graxos livres nas células musculares.[13]

A prescrição de treinamento físico para pacientes obesos pode ser realizada por meio do exame ergoespirométrico, ou seja, treinamento entre os limiares ventilatórios para obter-se benefícios cardiorrespiratórios e metabólicos. Além disso, por meio da avaliação cardiopulmonar, pode-se realizar a prescrição de treinamento físico com o objetivo de condicionamento físico e emagrecimento pela determinação das zonas leve, moderada e intensa. Com a prática regular de exercício, de quatro a cinco sessões por semana, entre 40 e 60 minutos e com a alternância de intensidade (leve, moderada e intensa), pode-se obter uma evolução no condicionamento físico, propiciando uma perda de gordura, e não de massa magra. O treinamento físico também pode ser feito por meio do teste ergométrico, utilizando-se a fórmula da frequência cardíaca de reserva ou fórmula de Karvonen. Nessa população, recomenda-se treinar entre 50% e 70% para pacientes obesos sedentários e 60% e 80% para condicionados.[1,13]

Conclusões

A perda de peso alcançada pela dieta isoladamente leva à melhoria de todo o quadro patológico associado à obesidade, porém os benefícios adicionais obtidos com a inclusão de um programa de exercícios podem favorecer o controle metabólico, facilitando a manutenção da perda de peso. Contudo, nunca realize atividade física em jejum, pois a perda de peso corporal pode vir de perda da massa magra.[1,13]

Efeitos do treinamento físico aeróbio baseado na ergoespirometria

- Aumento da relação capilar-fibra muscular.
- Aumento do tamanho e do número de mitocôndrias.
- Aumento no número de enzimas oxidativas.
- Aumento da diferença arteriovenosa de oxigênio.
- $VO_2 = DC \times$ diferença arteriovenosa de O_2.

Quociente respiratório (QR)
Relação das trocas gasosas do metabolismo

$$QR = \frac{CO_2 \text{ produzido}}{O_2 \text{ consumido}}$$

Uma variável muito importante do teste cardiopulmonar é o quociente respiratório, que é relação entre a produção de CO_2 pelo consumo de oxigênio.

Quando o valor está por volta de 0,70, tem-se o metabolismo predominante dos lipídios. À medida que a intensidade do exercício aumenta, o valor do QR também se eleva. Quando o valor ultrapassa 1,0, o metabolismo predominante é a glicogenólise.[13,16]

Quociente respiratório dos lipídios (gorduras)

$$C_{16}H_{32}O_2 + 23\ O_2 \rightarrow 16\ CO_2 + 16\ H_2O$$

$$QR = \frac{16\ CO_2}{23\ O_2}$$

$$\downarrow$$

$$QR = 0{,}696 \text{ (aproximadamente 0,7)}$$

Quociente respiratório dos glicídios (carboidratos)

$$C_6H_{12}O_6 + 6\ O_2 \rightarrow 6\ CO_2 + 6\ H_2O$$

$$QR = \frac{6\ CO_2}{6\ O_2}$$

$$\downarrow$$

$$QR = 1{,}00$$

Veja, a seguir, a tabela do quociente respiratório.

Tabela do quociente respiratório e do % dos substratos		
QR	***% Carboidrato (CHO)***	***% Gordura***
1,00	100	0
0,99	97	3
0,98	94	6
0,97	90	10
0,96	87	13
0,95	84	16
0,94	81	19
0,93	77	23
0,92	74	26
0,91	71	29
0,90	68	32
0,89	64	36
0,88	61	39
0,87	58	42
0,86	54	46
0,85	51	49
0,84	47	53
0,83	44	56
0,82	40	60
0,81	37	63
0,80	33	67
0,79	30	70
0,78	26	74
0,77	23	77
0,76	19	81
0,75	16	84
0,74	12	88
0,73	8	92
0,72	5	95
0,71	1	99
0,70	0	100

Pode-se observar pela tabela anterior que conforme a intensidade do exercício aumenta, o valor do quociente respiratório (QR) também aumenta. Nos valores inferiores de QR, existe o predomínio dos lipídios. Nos valores próximo a 1,0 ou mais, existe o predomínio dos carboidratos. A tabela não mostra os valores acima de 1,0, pois, nesse caso, a glicogenólise está atuando predominantemente.[13]

- Atividade leve: cerca de 30% a 40% do consumo máximo de oxigênio.
- Atividade moderada: cerca de 50% a 60% do consumo máximo de oxigênio.
- Atividade intensa: acima de 70% do consumo máximo de oxigênio.

Quociente respiratório

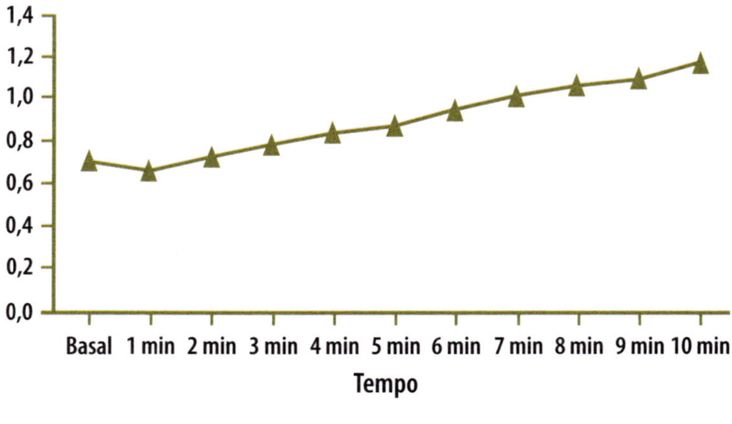

Observe que durante o exame a intensidade eleva-se conforme a duração aumenta; além disso, a participação da lipólise diminui e a participação da glicogenólise aumenta.[13]

Quociente respiratório para carboidrato

O quociente respiratório é muito útil para se avaliar a intensidade do esforço realizado, principalmente quando não se atingem os critérios para definir que o VO_2 máximo tenha sido realmente atingido. O valor de quociente respiratório pico maior ou igual a 1,1 é um dos critérios que indicam que a avaliação cardiopulmonar foi máxima pelo critério metabólico.[24]

Quando o exame é interrompido a pedido do paciente e o quociente respiratório pico for menor que 1, na ausência de anormalidades eletrocardiográficas ou hemodinâmicas, o esforço pode ser considerado submáximo.

O quociente respiratório demonstra uma mistura de nutrientes catabolizada para obtenção de energia durante o repouso e o exercício físico. A oxidação completa de uma molécula de glicose requer seis moléculas de oxigênio e produz seis moléculas de dióxido de carbono e de água, da seguinte maneira:

$$C_6H_{12}O_6 + 6\ O_2\ CO_2 + 6\ H_2O$$

$$QR = 6\ CO_2/6\ O_2 = 1{,}0$$

A troca gasosa durante a oxidação da glicose produz um número de moléculas de CO_2 igual ao número de moléculas de O_2 consumidas, por isso o quociente respiratório para carboidrato é igual a 1,0.

Quociente respiratório para gordura

A composição química das gorduras difere daquela dos carboidratos, pois as gorduras contêm consideravelmente mais átomos de hidrogênio e de carbono que átomos de oxigênio. Com isso, o catabolismo da gordura requer mais oxigênio com relação à produção de dióxido de carbono.

Por exemplo, o ácido palmítico, um ácido graxo típico, é oxidado para dióxido de carbono e água, produzindo 16 moléculas de dióxido de carbono para cada 23 moléculas de oxigênio consumidas.

$$C_{16}H_{32}O_2 + 23\ O_2\ 16\ CO_2 + 16\ H_2O$$

$$QR = 16\ CO_2/23\ O_2 = 0{,}696$$

Em geral, um valor de 0,70 representa o quociente respiratório para gordura, com os valores oscilando entre 0,69 e 0,73, dependendo do comprimento da cadeia de carbono do ácido graxo oxidado.

Avaliação cardiopulmonar em atletas

A avaliação cardiopulmonar em atletas é um método muito eficaz na prescrição e periodização do treinamento físico. Esse exame é indicado para atletas de força e, principalmente, para atletas do treinamento aeróbio. A determinação de VO_2 máximo, frequência cardíaca máxima e carga máxima são fundamentais na identificação do estado atual do atleta e na quantificação da sua evolução durante seu período de treinamento físico.

A utilização do protocolo adequado na avaliação cardiopulmonar na população de atletas é fundamental no sucesso do exame. Torna-se essencial esclarecer que o atleta deve atingir os valores máximos nos seguintes parâmetros no exame: sistemas muscular, cardiovascular, respiratório e metabólico. Para que isso ocorra de maneira eficaz, o protocolo escolhido deve apresentar velocidade e inclinação satisfatórias para que o atleta consiga demonstrar o seu melhor desempenho. Protocolos com incrementos preferencialmente na velocidade, e reduzida inclinação, podem apresentar limitações biomecânicas a todos os pacientes, comprometendo seus valores máximos. Além disso, quando a esteira apresenta inclinação durante o esforço físico, proporciona-se um consumo de oxigênio maior a todos os pacientes, independentemente da condição física.

A determinação dos limiares ventilatórios e suas respectivas cargas e valores de frequência cardíaca auxiliarão na prescrição dos treinos. Contudo, torna-se essencial esclarecer que a prescrição de treinamento físico pode ser mais eficaz quando baseada pela frequência cardíaca em vez das cargas e/ou velocidade de corrida. Ter como base de treino a carga ou a velocidade de corrida não seria um método inadequado; contudo, como as cargas e o ritmo de corrida podem evoluir significativamente em algumas semanas, o treino correria o risco de tornar-se desatualizado com relação às respectivas variáveis. Quando o treinamento físico é estruturado com base na frequência cardíaca dos limiares ventilatórios, é possível atualizar as cargas e o ritmo/velocidade da corrida a cada treino, tornando esse método de prescrição mais adequado.

O treinamento físico intervalado baseado nos limiares ventilatórios é uma estratégia eficaz na evolução do desempenho esportivo.

Como demonstrado na figura da avaliação cardiopulmonar a seguir, pode-se observar a identificação dos limiares ventilatórios e os respectivos valores de frequência cardíaca. Nesse exemplo, a zona aeróbia entre os limiares ventilatórios ficou entre 120 bpm a 150 bpm. Para a realização do treinamento físico intervalado, pode-se dividir a zona aeróbia em três: A, B e C; além de uma quarta zona D, chamada de tiros de potência anaeróbia.

Avaliação cadiopulmonar

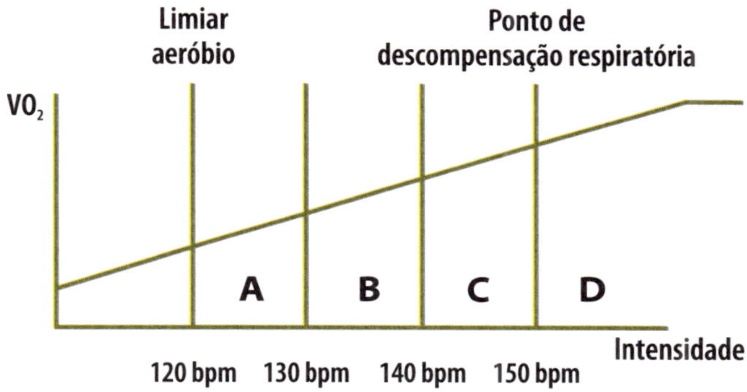

A evolução na prescrição dependerá do nível atual de condição física do atleta e do seu estágio na periodização do treinamento físico. A seguir, é apresentada uma sugestão de como evoluir a intensidade nos treinos seguindo o método intervalado.

Prescrição de treinamento físico

Treinamento intervalado de intensidade moderada/alta
(MIIT, do inglês *moderate intensity interval training*)

Nível	*Duração (min)*	*Zona A (60% FC reserva)*	*Zona B (70% FC reserva)*	*Zona C (80% FC reserva)*	*Zona D (90% FC reserva)*
1	40	5	5	0	0
2	40	5	4	1	0
3	40	4	5	1	0
4	40	3	6	1	0
5	40	2	7	1	0
6	40	1	8	1	0
7	40	1	7	1	1
8	40	0	8	1	1
9	40	0	7	2	1
10	40	0	6	3	1
11	40	0	5	4	1
12	40	0	4	5	1
13	40	0	3	6	1
14	40	0	2	7	1
15	40	0	1	8	1
16	40	0	1	7	2
17	40	0	0	8	2
18	40	0	0	7	3
19	40	0	0	6	4
20	40	0	0	5	5

7 Laudo e Prescrição de Treinamento Físico com Base na Avaliação Cardiopulmonar

Ergoespirometria									
Variáveis	*1 min*	*2 min*	*3 min*	*4 min*	*5 min*	*6 min*	*7 min*	*8 min*	*9 min*
QR	0,70	0,75	0,80	0,93	0,98	1,08	1,12	1,15	1,20
$PETO_2$	100	97	94	93	92	103	105	108	110
VE/VO_2	38	36	34	32	31	38	42	43	44
VE	15	28	49	55	64	86	98	110	142
$PETCO_2$	40	42	43	44	45	46	47	48	44
VE/VCO_2	36	35	35	34	32	30	29	28	33
VO_2	5,5	10,5	18,5	25,0	32,0	38,0	46,0	52,0	58,0
FC	93	110	128	132	146	159	168	183	192

Laudo e prescrição de treinamento físico com base no teste ergoespirométrico

A seguir, serão apresentados alguns exames; determine:

- Os limiares ventilatórios.
- As frequências cardíacas correspondentes à zona aeróbia de treinamento físico.
- A frequência cardíaca das zonas leve, moderada e intensa.
- A frequência cardíaca da zona anaeróbia.

Obs.: Após a determinação e resolução das questões, veja as respostas dos 12 exames e compare com seus resultados.

Teste 1

Variáveis	1:00	2:00	3:00	4:00	5:00	6:00	7:00	8:00	9:00	10:00
$PETO_2$ (mmHg)	100	100	99	98	96	98	99	101	103	106
VE/VO_2	36	34	34	33	33	35	37	39	39	40
QR	0,70	0,74	0,84	0,91	0,96	1,05	1,10	1,15	1,19	1,20
VE (L/min)	18	28	45	56	64	82	94	105	116	148
$PETCO_2$ (mmHg)	40	43	43	44	45	45	46	47	48	45
VE/VCO_2	36	35	35	34	34	33	32	31	31	33
VO_2 (mL/kg/min)	6,8	16,4	22,8	32,8	41,3	49,4	56,8	62,3	64,4	68,8
FC (bpm)	88	106	114	122	131	148	163	174	182	190

Teste 2

Variáveis	1:00	2:00	3:00	4:00	5:00	6:00	7:00	8:00	9:00	10:00
$PETO_2$ (mmHg)	100	99	98	97	95	97	99	101	105	108
VE/VO_2	34	34	33	33	32	35	37	40	41	42
QR	0,74	0,80	0,85	0,88	0,92	1,02	1,04	1,08	1,12	1,18
VE (L/min)	25	41	52	61	73	95	106	118	134	170
$PETCO_2$ (mmHg)	40	41	42	43	44	45	45	47	48	45
VE/VCO_2	36	36	35	34	33	32	32	31	31	33
VO_2 (mL/kg/min)	6,2	12,4	18,6	27,4	33,4	40,7	46,2	52,3	59,3	61,2
FC (bpm)	84	102	114	128	139	151	158	164	172	176

Teste 3

Variáveis	1:00	2:00	3:00	4:00	5:00	6:00	7:00	8:00	9:00	10:00
$PETO_2$ (mmHg)	100	99	98	98	97	100	102	105	107	110
VE/VO_2	35	34	34	33	32	34	36	38	40	42
QR	0,76	0,83	0,85	0,91	0,93	1,03	1,09	1,12	1,15	1,23
VE (L/min)	26	35	43	53	62	78	88	96	104	142
$PETCO_2$ (mmHg)	40	42	42	43	44	44	46	48	48	45
VE/VCO_2	34	34	33	32	32	32	31	31	31	33
VO_2 (mL/kg/min)	6,4	12,2	16,4	21,6	30,4	36,2	40,8	46,5	51,4	58,6
FC (bpm)	92	106	118	123	131	143	154	165	174	175

Teste 4

Variáveis	1:00	2:00	3:00	4:00	5:00	6:00	7:00	8:00	9:00	10:00
$PETO_2$ (mmHg)	103	102	100	98	96	96	97	99	101	1042
VE/VO_2	40	40	39	39	39	38	40	42	43	43
QR	0,83	0,89	0,91	0,94	0,95	0,96	0,99	1,02	1,04	1,05
VE (L/min)	16	22	25	32	37	42	56	61	72	83
$PETCO_2$ (mmHg)	38	38	38	38	39	38	40	41	42	42
VE/VCO_2	36	36	36	36	36	35	35	34	33	33
VO_2 (mL/kg/min)	4,2	6,1	9,2	11,8	15,7	17,4	19,2	23,4	25,2	27,3
FC (bpm)	84	88	96	101	108	112	119	125	130	135

Teste 5

Variáveis	1:00	2:00	3:00	4:00	5:00	6:00	7:00	8:00	9:00	10:00
$PETO_2$ (mmHg)	102	102	100	98	97	1012	103	104	108	112
VE/VO_2	36	35	33	32	31	34	36	38	41	44
QR	0,74	0,84	0,85	0,94	0,96	1,02	1,05	1,12	1,14	1,20
VE (L/min)	12	226	38	44	56	74	82	94	104	136
$PETCO_2$ (mmHg)	41	41	42	43	44	45	46	47	48	45
VE/VCO_2	34	35	34	36	34	32	31	30	30	35
VO_2 (mL/kg/min)	5,6	9,8	16,1	22,3	32,3	38,3	42,3	46,4	50,1	51,8
FC (bpm)	76	88	102	116	128	134	140	146	158	161

Teste 6

Variáveis	1:00	2:00	3:00	4:00	5:00	6:00	7:00	8:00	9:00	10:00
$PETO_2$ (mmHg)	100	99	99	98	96	95	101	102	104	114
VE/VO_2	36	35	34	33	32	31	34	36	38	43
QR	0,74	0,88	0,94	0,95	0,96	0,97	1,08	1,18	1,21	1,26
VE (L/min)	14	32	42	51	62	68	84	92	106	134
$PETCO_2$ (mmHg)	40	41	41	42	42	43	44	46	48	43
VE/VCO_2	35	35	35	34	32	31	32	33	35	36
VO_2 (mL/kg/min)	6,4	11,8	16,4	23,7	31,4	39,8	45,8	51,1	56,4	57,3
FC (bpm)	92	100	112	120	129	137	148	160	168	172

Teste 7

Variáveis	1:00	2:00	3:00	4:00	5:00	6:00	7:00	8:00	9:00	10:00
$PETO_2$ (mmHg)	112	110	108	106	105	104	101	105	112	116
VE/VO_2	48	45	45	43	41	40	40	43	44	48
QR	0,89	0,94	0,94	0,95	0,96	0,97	0,99	1,02	1,05	1,06
VE (L/min)	8	12	18	26	32	38	42	56	62	68
$PETCO_2$ (mmHg)	34	34	36	36	36	36	37	37	39	40
VE/VCO_2	48	46	45	43	43	42	42	42	41	41
VO_2 (mL/kg/min)	4,8	6,2	8,2	10,4	12,7	14,3	16,3	17,8	18,1	19,4
FC (bpm)	68	74	80	82	88	92	102	108	114	118

Teste 8

Variáveis	1:00	2:00	3:00	4:00	5:00	6:00	7:00	8:00	9:00	10:00
$PETO_2$ (mmHg)	100	100	99	98	96	95	99	101	108	116
VE/VO_2	33	33	32	31	31	31	32	34	36	40
QR	0,74	0,82	0,88	0,91	0,92	0,95	1,02	1,05	1,10	1,18
VE (L/min)	16	25	38	51	64	72	88	96	108	132
$PETCO_2$ (mmHg)	40	40	41	42	44	46	47	47	48	45
VE/VCO_2	34	34	33	32	31	30	30	29	29	36
VO_2 (mL/kg/min)	7,8	12,1	18,6	25,6	32,7	39,2	45,3	51,2	53,3	55,4
FC (bpm)	96	101	110	122	133	145	152	158	164	170

Teste 9

Variáveis	1:00	2:00	3:00	4:00	5:00	6:00	7:00	8:00	9:00	10:00
$PETO_2$ (mmHg)	103	99	98	97	95	97	100	103	104	106
VE/VO_2	35	34	33	34	32	34	36	38	38	40
QR	0,73	0,78	0,88	0,93	0,98	1,01	1,02	1,03	1,04	1,06
VE (L/min)	7	13	21	26	32	46	52	60	64	72
$PETCO_2$ (mmHg)	41	43	43	43	44	45	46	48	48	48
VE/VCO_2	38	37	35	34	32	32	31	31	31	31
VO_2 (mL/kg/min)	4,8	6,4	8,7	10,4	12,6	14,8	16,9	17,4	18,6	19,2
FC (bpm)	7274	78	83	91	93	98	102	106	110	114

Teste 10

Variáveis	1:00	2:00	3:00	4:00	5:00	6:00	7:00	8:00	9:00	10:00
$PETO_2$ (mmHg)	100	98	96	97	99	100	101	102	103	104
VE/VO_2	36	35	34	33	35	35	36	37	38	42
QR	0,76	0,78	0,84	0,92	1,02	1,05	1,06	1,12	1,14	1,16
VE (L/min)	18	26	34	46	64	78	86	100	108	1136
$PETCO_2$ (mmHg)	40	41	42	43	44	45	47	48	48	45
VE/VCO_2	38	37	36	35	33	33	32	31	31	36
VO_2 (mL/kg/min)	4,2	12,1	18,6	23,5	27,4	30,5	36,7	41,3	46,8	51,2
FC (bpm)	78	102	110	120	128	136	145	154	163	172

Teste 11

Variáveis	1:00	2:00	3:00	4:00	5:00	6:00	7:00	8:00	9:00	10:00
$PETO_2$ (mmHg)	102	99	99	98	95	97	98	102	103	108
VE/VO_2	34	35	33	34	33	34	36	38	39	39
QR	0,78	0,81	0,84	0,94	0,96	1,04	1,06	1,12	1,14	1,18
VE (L/min)	7	12	17	23	30	42	50	58	62	70
$PETCO_2$ (mmHg)	42	42	42	43	44	45	45	48	48	46
VE/VCO_2	38	35	35	34	32	32	31	31	31	36
VO_2 (mL/kg/min)	4,2	7,1	8,8	10,4	12,5	14,3	17,4	18,1	19,4	20,2
FC (bpm)	72	78	84	88	96	101	108	112	118	122

Teste 12

Variáveis	1:00	2:00	3:00	4:00	5:00	6:00	7:00	8:00	9:00	10:00
$PETO_2$ (mmHg)	100	100	99	98	95	102	102	103	108	116
VE/VO_2	34	32	31	32	30	34	35	36	37	42
QR	0,72	0,84	0,88	0,91	0,93	0,98	1,02	1,04	1,10	1,18
VE (L/min)	28	36	46	60	72	94	106	118	136	148
$PETCO_2$ (mmHg)	40	41	41	42	43	44	45	47	43	40
VE/VCO_2	34	34	33	33	32	32	32	30	34	42
VO_2 (mL/kg/min)	13,1	20,8	28,4	35,3	42,8	49,8	56,5	62,4	65,3	65,8
FC (bpm)	92	106	118	132	144	154	168	172	174	176

Resultados dos 12 exames anteriores

Teste 1

1) **Limiares ventilatórios**

   Limiar aeróbio: 5:00 minuto
   Ponto de descompensação respiratória: 9:00 minuto

2) **Frequências cardíacas correspondentes à zona aeróbia de treinamento físico**

   FC = 131 bpm a FC = 182 bpm

3) **Frequência cardíaca das zonas leve, moderada e intensa**

   FC zona leve: 131 bpm a 148 bpm
   FC zona moderada: 149 bpm a 166 bpm
   FC zona intensa: 167 bpm a 182 bpm

4) **Frequência cardíaca da zona anaeróbia**

   FC zona anaeróbia: acima de 182 bpm

Teste 2

1) **Limiares ventilatórios**

   Limiar aeróbio: 5:00 minuto
   Ponto de descompensação respiratória: 9:00 minuto

2) **Frequências cardíacas correspondentes à zona aeróbia de treinamento físico**

   FC = 139 bpm a FC = 172 bpm

3) **Frequência cardíaca das zonas leve, moderada e intensa**

   FC zona leve: 139 bpm a 150 bpm
   FC zona moderada: 151 bpm a 162 bpm
   FC zona intensa: 163 bpm a 172 bpm

4) **Frequência cardíaca da zona anaeróbia**

FC zona anaeróbia: acima de 172 bpm

Teste 3

1) **Limiares ventilatórios**

Limiar aeróbio: 5:00 minuto

Ponto de descompensação respiratória: 9:00 minuto

2) **Frequências cardíacas correspondentes à zona aeróbia de treinamento físico**

FC = 131 bpm a FC = 174 bpm

3) **Frequência cardíaca das zonas leve, moderada e intensa**

FC zona leve: 131 bpm a 145 bpm

FC zona moderada: 146 bpm a 160 bpm

FC zona intensa: 161 bpm a 174 bpm

4) **Frequência cardíaca da zona anaeróbia**

FC zona anaeróbia: acima de 174 bpm

Teste 4

1) **Limiares ventilatórios**

Limiar aeróbio: 6:00 minuto

Ponto de descompensação respiratória: não foi atingido

2) **Frequências cardíacas correspondentes à zona aeróbia de treinamento físico**

FC = 112 bpm a FC = 123 bpm

Nesses exames, nos quais o paciente não atinge o segundo limiar ventilatório, deve-se realizar a prescrição da seguinte maneira: LA + 10%

3) **Frequência cardíaca das zonas leve, moderada e intensa**

FC zona leve: 112 bpm a 115 bpm

FC zona moderada: 116 bpm a 119 bpm

FC zona intensa: 120 bpm a 123 bpm

4) **Frequência cardíaca da zona anaeróbia**

FC zona anaeróbia: acima de 123 bpm

Teste 5

1) **Limiares ventilatórios**

Limiar aeróbio: 5:00 minuto

Ponto de descompensação respiratória: 9:00 minuto

2) **Frequências cardíacas correspondentes à zona aeróbia de treinamento físico**

FC = 128 bpm a FC = 158 bpm

3) **Frequência cardíaca das zonas leve, moderada e intensa**

FC zona leve: 128 bpm a 138 bpm

FC zona moderada: 139 bpm a 149 bpm

FC zona intensa: 150 bpm a 158 bpm

4) **Frequência cardíaca da zona anaeróbia**

FC zona anaeróbia: acima de 158 bpm

Teste 6

1) **Limiares ventilatórios**

Limiar aeróbio: 6:00 minuto

Ponto de descompensação respiratória: 9:00 minuto

2) **Frequências cardíacas correspondentes à zona aeróbia de treinamento físico**

FC = 137 bpm a FC = 168 bpm

3) Frequência cardíaca das zonas leve, moderada e intensa

FC zona leve: 137 bpm a 147 bpm

FC zona moderada: 148 bpm a 158 bpm

FC zona intensa: 159 bpm a 168 bpm

4) Frequência cardíaca da zona anaeróbia

FC zona anaeróbia: acima de 168 bpm

Teste 7

1) Limiares ventilatórios

Limiar aeróbio: 7:00 minuto

Ponto de descompensação respiratória: não foi atingido

2) Frequências cardíacas correspondentes à zona aeróbia de treinamento físico

FC = 102 bpm a FC = 110 bpm

3) Frequência cardíaca das zonas leve, moderada e intensa

FC zona leve: 102 bpm a 104 bpm

FC zona moderada: 105 bpm a 107 bpm

FC zona intensa: 108 bpm a 110 bpm

4) Frequência cardíaca da zona anaeróbia

FC zona anaeróbia: acima de 110 bpm

Teste 8

1) Limiares ventilatórios

Limiar aeróbio: 6:00 minuto

Ponto de descompensação respiratória: 9:00 minuto

2) Frequências cardíacas correspondentes à zona aeróbia de treinamento físico

FC = 145 bpm a FC = 164 bpm

3) **Frequência cardíaca das zonas leve, moderada e intensa**
FC zona leve: 145 bpm a 151 bpm
FC zona moderada: 152 bpm a 158 bpm
FC zona intensa: 159 bpm a 164 bpm

4) **Frequência cardíaca da zona anaeróbia**
FC zona anaeróbia: acima de 164 bpm

Teste 9

1) **Limiares ventilatórios**
Limiar aeróbio: 5:00 minuto
Ponto de descompensação respiratória: não foi atingido

2) **Frequências cardíacas correspondentes à zona aeróbia de treinamento físico**
FC = 93 bpm a FC = 102 bpm

3) **Frequência cardíaca das zonas leve, moderada e intensa**
FC zona leve: 93 bpm a 95 bpm
FC zona moderada: 96 bpm a 98 bpm
FC zona intensa: 99 bpm a 102 bpm

4) **Frequência cardíaca da zona anaeróbia**
FC zona anaeróbia: acima de 102 bpm

Teste 10

1) **Limiares ventilatórios**
Limiar aeróbio: 4:00 minuto
Ponto de descompensação respiratória: 9:00 minuto

2) **Frequências cardíacas correspondentes à zona aeróbia de treinamento físico**
FC = 120 bpm a FC = 163 bpm

3) **Frequência cardíaca das zonas leve, moderada e intensa**

FC zona leve: 120 bpm a 134 bpm

FC zona moderada: 135 bpm a 149 bpm

FC zona intensa: 150 bpm a 163 bpm

4) **Frequência cardíaca da zona anaeróbia**

FC zona anaeróbia: acima de 163 bpm

Teste 11

1) **Limiares ventilatórios**

Limiar aeróbio: 5:00 minuto

Ponto de descompensação respiratória: 9:00 minuto

2) **Frequências cardíacas correspondentes à zona aeróbia de treinamento físico**

FC = 96 bpm a FC = 118 bpm

3) **Frequência cardíaca das zonas leve, moderada e intensa**

FC zona leve: 96 bpm a 103 bpm

FC zona moderada: 104 bpm a 111 bpm

FC zona intensa: 112 bpm a 118 bpm

4) **Frequência cardíaca da zona anaeróbia**

FC zona anaeróbia: acima de 118 bpm

Teste 12

1) **Limiares ventilatórios**

Limiar aeróbio: 5:00 minuto

Ponto de descompensação respiratória: 8:00 minuto

2) **Frequências cardíacas correspondentes à zona aeróbia de treinamento físico**

FC = 144 bpm a FC = 172 bpm

3) **Frequência cardíaca das zonas leve, moderada e intensa**

FC zona leve: 144 bpm a 153 bpm

FC zona moderada: 154 bpm a 163 bpm

FC zona intensa: 164 bpm a 172 bpm

4) **Frequência cardíaca da zona anaeróbia**

FC zona anaeróbia: acima de 172 bpm

A seguir, são apresentados alguns exemplos de progressão de intensidade de treinamento físico na pista/esteira e no cicloergômetro.

Prescrição de treinamento físico na caminhada/corrida

Método contínuo
20 minutos de caminhada
25 minutos de caminhada
30 minutos de caminhada
35 minutos de caminhada
40 minutos de caminhada
45 minutos de caminhada
50 minutos de caminhada
55 minutos de caminhada
60 minutos de caminhada

Prescrição de treinamento físico na caminhada/corrida

Método intervalado
30 minutos de caminhada
30 minutos de caminhada (5 × 1)
30 minutos de caminhada (4 × 1)
30 minutos de caminhada (3 × 1)
30 minutos de caminhada (2 × 1)
30 minutos de caminhada (1 × 1)
30 minutos de caminhada (1 × 2)
30 minutos de caminhada (1 × 3)
30 minutos de caminhada (1 × 4)
30 minutos de caminhada (1 × 4) + 5 minutos de corrida
30 minutos de caminhada (1 × 4) + 10 minutos de corrida
30 minutos de caminhada (1 × 4) + 15 minutos de corrida
30 minutos de caminhada (1 × 4) + 20 minutos de corrida
30 minutos de caminhada (1 × 4) + 25 minutos de corrida
30 minutos de caminhada (1 × 4) + 30 minutos de corrida

Prescrição de treinamento físico na caminhada/corrida

Método intervalado
30 minutos de caminhada
30 minutos de caminhada (5 × 1)
30 minutos de caminhada (4 × 1)
30 minutos de caminhada (3 × 1)
30 minutos de caminhada (2 × 1)
30 minutos de caminhada (1 × 1)
30 minutos de caminhada (1 × 2)
30 minutos de caminhada (1 × 3)
30 minutos de caminhada (1 × 4)
30 minutos de caminhada (1 × 4) + 5 minutos de corrida
30 minutos de caminhada (1 × 4) + 10 minutos de corrida
30 minutos de caminhada (1 × 4) + 15 minutos de corrida
30 minutos de caminhada (1 × 4) + 20 minutos de corrida
30 minutos de caminhada (1 × 4) + 25 minutos de corrida
30 minutos de caminhada (1 × 4) + 30 minutos de corrida
60 min corrida

Obs.: O primeiro número refere-se à zona baixa e o segundo número à zona alta. Por exemplo: 5 × 1 refere-se a 5 minutos de treino com a FC na zona baixa alternando com 1 minuto com a FC na zona alta.

Prescrição de treinamento físico no cicloergômetro

Método contínuo
30 minutos 0,0 kg ou 0 watt
30 minutos 0,0 kg + 5 minutos 0,5 kg
25 minutos 0,0 kg + 10 minutos 0,5 kg
20 minutos 0,0 kg + 15 minutos 0,5 kg
15 minutos 0,0 kg + 20 minutos 0,5 kg
10 minutos 0,0 kg + 25 minutos 0,5 kg
5 minutos 0,0 kg + 30 minutos 0,5 kg
35 minutos 0,5 kg ou 50 watts
35 minutos 0,5 kg + 5 minutos 1,0 kg ou 100 watts
30 minutos 0,5 kg + 10 minutos 1,0 kg
25 minutos 0,5 kg + 15 minutos 1,0 kg
20 minutos 0,5 kg + 20 minutos 1,0 kg
15 minutos 0,5 kg + 25 minutos 1,0 kg
10 minutos 0,5 kg + 30 minutos 1,0 kg
5 minutos 0,5 kg + 35 minutos 1,0 kg
40 minutos 1,0 kg ou 100 watts

Prescrição de treinamento físico no cicloergômetro

Método intervalado
30 minutos zona B
30 minutos zona B + 5 minutos zona A
25 minutos zona B + 10 minutos zona A
20 minutos zona B + 15 minutos zona A
15 minutos zona B + 20 minutos zona A
10 minutos zona B + 25 minutos zona A
5 minutos zona B + 30 minutos zona A
35 minutos zona A
35 minutos zona A + 5 minutos zona B
40 minutos zona A
40 minutos zona A + 5 minutos zona B
45 minutos zona A
45 minutos zona A + 5 minutos zona B
50 minutos zona A

Zona A: alta; Zona B: baixa.

Prescrição de treinamento físico no cicloergômetro

Método intervalado
30 minutos ciclo zona B
30 minutos (5 × 1)
30 minutos (4 × 1)
30 minutos (3 × 1)
30 minutos (2 × 1)
30 minutos (1 x 1)
30 minutos (1 × 2)
30 minutos (1 × 3)
30 minutos (1 × 4)
30 minutos (1 × 4) + 5 minutos zona A
30 minutos (1 × 4) + 10 minutos zona A
30 minutos (1 × 4) + 15 minutos zona A
30 minutos (1 × 4) + 20 minutos zona A
30 minutos (1 × 4) + 25 minutos zona A
30 minutos (1 × 4) + 30 minutos zona A
60 minutos zona A

Zona A: alta; Zona B: baixa.

8 Prescrição de Treinamento Físico pela Frequência Cardíaca de Reserva

Para pacientes jovens e idosos, portadores ou não de fatores de risco para doença cardiovascular e cardiopatas estáveis, a intensidade do exercício deve ser prescrita pelos limiares ventilatórios fornecidos pela avaliação cardiopulmonar. Para pacientes com insuficiência cardíaca, a prescrição do limite superior deve ser estabelecida em um valor 10% menor que o registrado no ponto de descompensação respiratória, evitando, assim, que o exercício seja realizado em acidose metabólica descompensada. Nos programas de prevenção e reabilitação cardiovascular, a prescrição de exercício é realizada em uma intensidade entre o limiar aeróbio e 10% abaixo do ponto de descompensação respiratória e, na falta de uma avaliação ergoespirométrica, entre 50% e 80% da frequência cardíaca de reserva (FC res). A FC res é a diferença entre a frequência cardíaca máxima (FC máx) e a frequência cardíaca de repouso (FC repouso).[1]

A frequência cardíaca de reserva é empregada na fórmula de Karvonen, descrita a seguir:

$$\text{FC treinamento} = (\text{FC máx} - \text{FC repouso}) \times \\ \text{\% de treinamento físico} + \text{FC repouso}$$

A recomendação de intensidade para cardiopatas é a de 40% a 60% ou 50% a 70%, entre 60% e 80% para pacientes condicionados e entre 65% e 85% para atletas. Contudo, se o paciente realizar um teste ergoespirométrico, a prescrição deve ficar entre os limiares ventilatórios.[1]

Faixa de treinamento físico (American College of Sports Medicine)

Prescrição de treinamento físico aeróbio pela FC res (Karvonen).

FC treino = (FC máxima atingida – FC repouso) × % intensidade + FC repouso

Cardiopata = 40% a 60 ou 50% a 70%

Sedentário = 50% a 70%

Treinado = 60% a 80%

Atleta = 65% a 85%

FC treino = (FC máxima – FC repouso) × % intensidade + FC repouso

Sedentário = 50% a 70%

Treinado = 60% a 80%

Exemplo

Paciente sedentário apresenta FC de repouso = 86 bpm e realizou teste de esforço máximo, atingindo FC máxima = 187 bpm.

Qual deve ser a sua FC inferior e superior para um treinamento aeróbio?

FC treino limite inferior = (187 – 86) × 0,50 + 86 = 137 bpm

FC treino limite superior = (187 – 86) × 0,70 + 86 = 157 bpm

FC treino = (FC máxima – FC repouso) × % intensidade + FC repouso

Sedentário = 50% a 70%

Treinado = 60% a 80%

Exemplo

Paciente condicionado apresenta FC de repouso = 62 bpm e realizou teste de esforço máximo, atingindo FC máxima = 194 bpm.

Qual deve ser a sua FC inferior e superior para um treinamento aeróbio?

FC treino limite inferior = (194 – 62) × 0,60 + 62 = 141 bpm

FC treino limite superior = (194 – 62) × 0,80 + 62 = 168 bpm

Determine a frequência cardíaca de treino aeróbio dos exames a seguir.

Obs.: Após determinar as frequências dos cinco exames, veja as repostas na folha seguinte e compare com seus resultados.

Qual deve ser a FC de treinamento físico aeróbio para os seguintes pacientes?

Teste 1

Tempo (min)	*Carga (kg)*	*FC (bpm)*	*PA (mmHg)*
Repouso	0	64	112/76
1:00	0,5	106	
2:00	0,5	108	
3:00	0,5	108	140/82
4:00	1,0	120	
5:00	1,0	122	
6:00	1,0	122	150/80
7:00	1,5	140	
8:00	1,5	142	
9:00	1,5	144	170/80
10:00	2,0	170	196/80

Teste 2

Tempo (min)	*Carga (kg)*	*FC (bpm)*	*PA (mmHg)*
Repouso	0	63	118/78
1:00	0,25	90	
2:00	0,5	103	146/84
3:00	0,75	114	
4:00	1,0	128	164/84
5:00	1,25	138	
6:00	1,50	146	180/90
7:00	1,75	158	
8:00	2,0	164	196/104
9:00	2,25	180	
10:00	2,5	184	204/110

Teste 3

Tempo (min)	*Carga (kg)*	*FC (bpm)*	*PA (mmHg)*
Repouso	0	80	122/94
1:00	0,25	92	
2:00	0,25	94	
3:00	0,25	96	140/92
4:00	0,50	117	
5:00	0,50	117	
6:00	0,50	118	148/92
7:00	0,75	125	
8:00	0,75	130 (FC positivação)	
9:00	0,75	136	170/90
10:00	1,0	142	176/90

Teste 4

Tempo (min)	*Velocidade/inclinação*	*FC (bpm)*	*PA (mmHg)*
Repouso	0	84	118/88
1:00	2,0 mph 0%	109	
2:00	3,0 mph 0%		
3:00	4,0 mph 0%	126	130/88
4:00	4,0 mph 2%	132	
5:00	4,0 mph 4%	141	
6:00	4,0 mph 6%	148	150/90
7:00	4,0 mph 8%	156	
8:00	4,0 mph 10%	170	
9:00	4,0 mph 12%	176	162/90
10:00	4,0 mph 14%	182	170/90

Teste 5

Tempo (min)	*Velocidade/inclinação*	*FC (bpm)*	*PA (mmHg)*
Repouso	0	52	110/70
1:00	10,8 km/h 0%	114	
2:00	10,8 km/h 0%	116	134/74
3:00	10,8 km/h 0%	116	
4:00	12 km/h 0%	131	148/74
5:00	12 km/h 0%	133	
6:00	12 km/h 0%	135	168/80
7:00	13,2 km/h 0%	153	
8:00	13,2 km/h 0%	155 (FC positivação)	174/80
9:00	13,2 km/h 0%	158	
10:00	14,4 km/h 0%	174	180/80

Resultados das frequências de treino aeróbio dos cinco exames anteriores

Teste 1

FC máxima baseada no exame: 144 bpm (em razão da pressão arterial muito elevada no último minuto).

% de treinamento físico baseado no diagnóstico e no condicionamento físico: 60% a 80%.

FC limite inferior: 112 bpm e FC limite superior: 128 bpm.

Teste 2

FC máxima baseada no exame: 146 bpm (em razão da pressão arterial muito elevada a partir do 8:00 minuto).

% de treinamento físico baseado no diagnóstico e no condicionamento físico: 60% a 80%.

FC limite inferior: 113 bpm e FC limite superior: 129 bpm.

Teste 3

FC máxima baseada no exame: 130 bpm (pela FC de positivação).

% de treinamento físico baseado no diagnóstico e no condicionamento físico: 50% a 70%.

FC limite inferior: 105 bpm e FC limite superior: 115 bpm.

Teste 4

FC máxima baseada no exame: 182 bpm.

% de treinamento físico baseado no diagnóstico e no condicionamento físico: 50% a 70%.

FC limite inferior: 133 bpm e FC limite superior: 153 bpm.

Teste 5

FC máxima baseada no exame: 155 bpm (pela FC de positivação).

% de treinamento físico baseado no diagnóstico e no condicionamento físico: 60% a 80%.

FC limite inferior: 114 bpm e FC limite superior: 134 bpm.

9 Prescrição de Treinamento Físico: Esteira para Cicloergômetro

A prescrição de treinamento físico é um aspecto de fundamental importância na evolução do condicionamento físico do paciente. Mas como prescrever um treino aeróbio na bicicleta se o paciente realizou a avaliação inicial na esteira ou na pista? A preocupação com o ergômetro em questão é muito importante no momento da prescrição, pois na pista ou na esteira o paciente movimentou o corpo inteiro; na bicicleta, entretanto, movimentará apenas membros inferiores.

A frequência cardíaca (FC) máxima na esteira em média é 10% maior que a obtida na bicicleta ergométrica; por isso, no momento da prescrição, devemos subtrair 10% da FC máxima obtida na esteira ou na pista e utilizarmos esse valor na fórmula de prescrição de treinamento físico aeróbio.[1]

Por exemplo, se um paciente atingiu 170 bpm como FC máxima na esteira, provavelmente ele atingiria uma FC máxima no cicloergômetro em torno de 153 bpm. Esse valor de 153 bpm deverá ser utilizado como FC máxima na fórmula da FC de reserva, ou fórmula de Karvonen.

FC treino aeróbio = (FC máxima atingida – FC repouso) × % intensidade + FC repouso

No caso de um paciente cardiopata, devemos utilizar a faixa entre 40% e 60% da FC de reserva ou 50% a 70%; no caso de um paciente sedentário, 50% a 70% da FC de reserva; em pacientes condicionados, devemos treinar entre 60% e 80% da FC de reserva.[1]

A importância do treinamento resistido como complemento do treinamento físico aeróbio pela avaliação cardiopulmonar

As alterações fisiológicas e anatômicas nas fibras musculares são decorrentes do aumento da força muscular adquirido por meio de um programa de treinamento resistido. Existem duas variáveis envolvidas nesse processo de aumento da força muscular: variável neural e variável muscular.[13]

A força muscular não depende apenas da quantidade de massa muscular envolvida, mas também da ativação do sistema nervoso. Geralmente, nas primeiras 12 semanas de treinamento resistido, o ganho de força muscular vem dos aspectos neurais. Após esse período, o ganho de força vem também da hipertrofia muscular.[13]

Nas primeiras semanas de treinamento resistido ocorre o desenvolvimento dos seguintes aspectos: melhora da coordenação intramuscular; maior eficiência nos padrões de recrutamento neural.[13]

O processo de ganho de massa muscular tem início com a aplicação do estresse mecânico gerado pela contração muscular para vencer a resistência. Esse fato induz as proteínas sinalizadoras a ativarem os genes que promovem a síntese proteica. Com isso, ocorre o aumento do tamanho da fibra muscular e a secção transversa do músculo, o qual é denominada hipertrofia muscular.[13]

Os benefícios potenciais do exercício resistido incluem não só melhora na saúde como controle de fatores de risco para doenças cardiovasculares como hipertensão arterial, dislipidemia, sensibilidade à insulina, melhor controle do peso, prevenção de deficiências e quedas e aumento da capacidade funcional.[1,8,13]

A inclusão do treinamento de força em programas de reabilitação cardíaca produz efeitos favoráveis ao bem-estar geral do paciente, pois auxilia na melhora da força e da resistência muscular, do metabolismo, da função cardiovascular, evidenciada a partir de aumento do consumo máximo de oxigênio, e do débito cardíaco, além de significante redução da percepção do esforço para atividades submáximas.[1,13]

O treinamento resistido era contraindicado para indivíduos portadores de cardiopatias. Entretanto, como esses pacientes são normalmente idosos e sedentários, apresentando força e resistência muscular reduzidas, esse treinamento pode auxiliá-los na melhora dessas variáveis, contribuindo para sua saúde geral e qualidade de vida.[1, 13]

Atualmente, o American College of Sports Medicine (2019) tem recomendado os exercícios resistidos em complemento ao treinamento físico aeróbio para a prescrição de treinamento visando à melhora da saúde geral em cardiopatas.[1]

Com relação aos riscos, os exercícios resistidos de moderada intensidade e que não atinjam a fadiga promovem menor sobrecarga cardíaca e, por esse motivo, podem ser utilizados em pacientes cardiopatas e hipertensos. Por outro lado, os exercícios de alta intensidade e/ou que atinjam a fadiga promovem aumento excessivo da pressão arterial, o que acarreta grande trabalho cardíaco.[1,13]

O treinamento de força para as populações especiais deve ser realizado com duas a três séries entre 8 a 12 repetições, com pausas entre as séries que permitam a diminuição da pressão arterial antes do início de uma nova série. O treinamento resistido é recomendado aliado ao treinamento aeróbio em um programa de prevenção e reabilitação cardiovascular, proporcionando melhora na condição física, cardiorrespiratória e metabólica, na resistência muscular localizada e, consequentemente, na qualidade de vida dos pacientes.[1]

Podemos concluir que o treinamento resistido deve conter as seguintes características para grupos especiais e saudáveis:

- 8 a 12 repetições;
- 2 a 3 séries;
- 2 a 3 sessões semanais;
- 8 a 10 exercícios envolvendo grandes grupos musculares.

Os pacientes com menor tolerância ao esforço podem realizar os exercícios de resistência de forma segmentar, por meio de pequenos pesos livres (0,5 a 3 kg) ou cordas elásticas.[1]

Estas são as principais adaptações fisiológicas ao treinamento resistido, que podem ser adquiridas a partir das primeiras semanas de treinamento:

- Melhora do equilíbrio estático e dinâmico.
- Melhora da tolerância a estressores ortostáticos.

- Aumento da capacidade aeróbia máxima.
- Aumento da densidade óssea.
- Aumento do armazenamento do glicogênio muscular.
- Aumento da sensibilidade à insulina.
- Aumento da amplitude de movimentos.
- Aumento da área da fibra muscular e da massa muscular total.
- Aumento da força, resistência e potência muscular.
- Aumento da taxa de síntese proteica miofibrilar.
- Aumento da capacidade de enzimas oxidativas.
- Aumento do gasto total de energia.
- Diminuição da massa de tecido adiposo total.
- Diminuição da isquemia induzida pelo exercício aeróbio; ou seja, aumento do limiar de angina (aumento da frequência cardíaca de positivação).
- Melhora na composição corporal.
- Melhora no metabolismo de glicose.
- Melhora na sensibilidade à insulina.
- Melhora nos níveis dos lipídios séricos (aumentando os níveis do HDL e diminuindo os de LDL).
- Diminuição na pressão arterial sistólica e diastólica em repouso e em cargas submáximas.
- Diminuição do duplo produto (pressão arterial sistólica × frequência cardíaca) em repouso e em cargas submáximas.

Duplo produto no treino aeróbio e de força

O duplo produto (DP) é uma das principais variáveis que serve para quantificar o trabalho do coração. Por definição, é o produto entre a pressão arterial sistólica (PAS) e a frequência cardíaca (FC).

$$DP = PAS \times FC$$

Durante um período de treinamento físico, à medida que o praticante vai progredindo, espera-se que o duplo produto diminua para as mesmas cargas absolutas. Por exemplo, a pressão arterial sistólica e a frequência cardíaca subirão menos na mesma carga do aparelho de supino ou *leg press* após algumas semanas de treinamento resistido. Fato semelhante ocorrerá no treino aeróbio, em que o duplo produto subirá menos para a mesma velocidade de corrida na esteira.

Contudo, a questão é comparar o treino aeróbio e de força com relação à variável: duplo produto. Quais as diferenças entre o duplo produto comparando o treino aeróbio e o treino de força?

Por exemplo: em uma corrida moderada, um corredor jovem e saudável pode obter uma frequência média de 160 bpm por 40 minutos de treino aeróbio e uma pressão arterial sistólica de 160 mmHg. Com isso, seu duplo produto no treino aeróbio de intensidade moderada ficaria próximo a 25.600 mmHg × bpm (160 mmHg × 160 bpm).

Outro exemplo: em um treino de força para um praticante jovem saudável, em que se trabalham cargas elevadas (90% a 100% da carga máxima) e poucas repetições (1 a 3 repetições), sua frequência cardíaca não sobe muito (p. ex., 100 bpm) e sua pressão arterial sobe, mas não muito (p. ex., 150 mmHg), pois são poucas repetições. Com isso, seu duplo produto no treino de força ficaria próximo a 15.000 mmHg × bpm.

Concluindo, nem sempre o treino de força promoverá um duplo produto tão intenso quanto o treino aeróbio. O treino aeróbio pode promover um duplo produto maior que o treino de força e também tem como característica apresentar uma duração muito maior; nesse exemplo, 40 minutos de corrida.

A seguir, serão apresentados alguns exemplos de planilhas de treinamento físico intervalado.

Prescrição de treinamento físico

Zona B: 130 bpm a 140 bpm; zona A: 141 bpm a 150 bpm; zona de tiro: 151 bpm a 160 bpm.

Semana	Seg	Ter	Qua	Qui	Sex	Sáb
1		45 minutos zona B est		45 minutos zona B est		45 minutos zona B est
2		45 minutos zona B est		45 minutos zona B est		45 minutos zona B est
3		30 minutos A est + 30 minutos A ciclo		40 minutos B est		50 minutos A ciclo
4		50 minutos A est		30 minutos A est + 10 × 120 m		50 minutos A est
5		50 minutos A est		50 minutos A est		50 minutos A ciclo
6		30 minutos A est + 30 minutos A ciclo		35 minutos A est + 10 × 120 m		50 minutos A est
7		50 minutos A est		50 minutos A est		50 minutos A ciclo
8		30 minutos A est + 30 min A ciclo		35 minutos A est + 10 × 120 m		50 minutos A est
9		50 minutos A est		50 minutos A est		50 minutos A ciclo
10		30 minutos A est + 30 minutos A ciclo		35 minutos A est + 10 × 120 m		50 minutos A est
11		45 minutos B est		45 minutos B est		45 minutos B est
12		45 minutos B est		45 minutos B est		45 minutos B est
13		50 minutos A est		50 minutos A est		50 minutos A ciclo

continua

Semana	Seg	Ter	Qua	Qui	Sex	Sáb
14		30 minutos A est + 30 minutos A ciclo		40 minutos A est + 12 × 120 m		50 minutos A est
15		30 minutos A est + 30 minutos A ciclo		40 minutos B est		50 minutos A est
16		30 minutos A est + 30 minutos A ciclo		40 minutos A est + 12 × 120m		50 minutos A est

Prescrição de treinamento físico

Zona alvo A: 140 bpm a 150 bpm; zona alvo B: 115 bpm a 139 bpm.

Aquecimento: 10 minutos (FC próximo a 100 bpm).

Semana	Seg	Qua	Sex
1	30 minutos zona B	35 minutos (20 min B/15 min A)	30 minutos zona B
2	30 minutos zona B	35 minutos (20 min B/15 min A)	30 minutos zona B
3	40 minutos (3 min B/3 min A)	35 minutos (20 min B/15 min A)	40 minutos zona B
4	40 minutos (3 min B/3 min A)	35 minutos (15 min B/20 min A)	40 minutos zona B
5	40 minutos (3 min B/4 min A)	35 minutos (15 min B/20 min A)	40 minutos zona B
6	40 minutos (2 min B/5 min A)	35 minutos (15 min B/20 min A)	40 minutos zona B
7	45 minutos (2 min B/6 min A)	35 minutos (15 min B/20 min A)	45 minutos zona B

Prescrição de treinamento físico

Zona B: 120 bpm a 130 bpm; zona A: 131 bpm a 140 bpm; zona de tiro = 141 bpm a 150 bpm.

Semana	*Seg*	*Ter*	*Qua*	*Qui*	*Sex*	*Sáb*
1		7 km zona B + 4 tiros 100 m		8 km zona B + 2 tiros 150 m		*OFF*
2		6 km zona B		8 km zona B + 2 tiros 150 m		10 km zona B
3		7 km (3 min B/2 min A) + 4 tiros de 100 m		8 km (2 min B/2 min A) + 3 tiros de 150 m		10 km (4 min B/6 min A)
4		7 km (2 min B/3 min A) + 5 tiros de 100 m		8 km (2 min B/3 min A) + 3 tiros de 150 m		11 km (3 min B/7 min A)
5		7 km (2 min B/4 min A) + 6 tiros de 100 m		8 km (1 min B/4 min A) + 3 tiros de 150 m		9 km (3 min B/8 min A)

Planilha de treinamento físico

Zona de treinamento físico
Zona L (leve): 96 bpm a 115 bpm
Zona M (moderada): 116 bpm 125 bpm
Zona I (intensa) = 126 bpm a 135 bpm

Semana	*Dom*	*Seg*	*Ter*	*Qua*	*Qui*	*Sex*	*Sáb*
1		40 minutos (3 min L/2 min M)		30 minutos (1 min L/3min I)		40 minutos (3 min M/5 min I)	
2		40 minutos (3 min L/2 min M)		30 minutos (1 min L/3 min I)		40 minutos (3 min M/5 min I)	
3		40 minutos (2 min L/3 min M)		30 minutos (1 min L/3 min I)		40 minutos (2 min M/5 min I)	
4		40 minutos (2 min L/3 min M)		30 minutos (1 min L/4 min I)		40 minutos (2 min M/6 min I)	
5		40 minutos (2 min L/3 min M)		30 minutos (1 min L/4 min I)		40 minutos (2 min M/6 min I)	
6		40 minutos (2 min L/3 min M)		30 minutos (1 min L/4 min I)		40 minutos (2 min M/6 min I)	
7		40 minutos (2 min L/4 min M)		30 minutos (1 min L/5 min I)		40 minutos (1 min M/7 min I)	
8		40 minutos (2 min L/4 min M)		30 minutos (1 min L/5 min I)		40 minutos (1 min M/7 min I)	

Planilha de treinamento físico

Zona de treinamento físico
Zona L (leve): 115 bpm a 120 bpm
Zona M (moderada): 121 bpm a 130 bpm
Zona I (intensa) = 131 bpm a 135 bpm

Semana	*Dom*	*Seg*	*Ter*	*Qua*	*Qui*	*Sex*	*Sáb*
1		40 minutos (2 min L/3 min M)		35 minutos (1 min L/3 min I)		45 minutos (3 min M/5 min I)	
2		40 minutos (2 min L/4 min M)		30 minutos (1 min L/4 min I)		45 minutos (3 min M/5 min I)	
3		40 minutos (2 min L/5 min M)		35 minutos (1 min L/5 min I)		45 minutos (2 min M/5 min I)	
4		40 minutos (2 min L/5 min M)		30 minutos (1 min L/5 min I)		45 minutos (2 min M/6 min I)	
5		40 minutos (2 min L/5 min M)		35 minutos (1 min L/5 min I)		45 minutos (2 min M/6 min I)	
6		40 minutos (2 min L/6 min M)		30 minutos (1 min L/6 min I)		45 minutos (2 min M/6 min I)	
7		40 minutos (2 min L/6 min M)		35 minutos (1 min L/6 min I)		45 minutos (1 min M/7 min I)	
8		40 minutos (2 min L/7 min M)		30 minutos (1 min L/6 min I)		45 minutos (1 min M/7 min I)	

Exemplo 1

Nome: João; Idade: 58 anos; Peso: 78 kg; Altura: 1,74 m; Diagnóstico: hipertensão arterial sistêmica (HAS); Medicamento: Propranolol; ECGE: negativo; FC treino: 116 bpm a 144 bpm						
FC e PA inicial	Aquec (5 minutos)	FC aquec	Prescrição	FC durante (20 minutos)	FC final (40 minutos)	Cansaço
64 bpm	5 km/h 2% inc	106 bpm	2 min 6 km/h 2% inc / 3 min 7,5 km/h 3% inc	128 bpm	130 bpm	9
64 bpm	5 km/h 2% inc	106 bpm	2 min 6 km/h 2% inc / 3 min 7,5 km/h 3% inc	128 bpm	130 bpm	9
64 bpm	5 km/h 2% inc	106 bpm	2 min 6 km/h 2% inc / 3 min 7,5 km/h 3% inc	128 bpm	130 bpm	9
110/70 mmHg		120/70 mmHg		134/70 mmHg	140/70 mmHg	

FC: frequência cardíaca; PA: pressão arterial.

Exemplo 2

Nome: Maria; Idade: 64 anos; Peso: 82 kg; Altura: 1,64 m; Diagnóstico: Diabetes tipo I; Medicamento: Insulina; ECGE: negativo; FC treino: 108 bpm a 130 bpm						
FC e PA inicial	Aquec (5 minutos)	FC aquec	Prescrição	FC durante (20 minutos)	FC final (40 minutos)	Cansaço
72 bpm	3 km/h 0% inc	96 bpm	1 min 4 km/h 1% inc / 3 min 4,5 km/h 2% inc	108 bpm	110 bpm	9
74 bpm	3 km/h 0% inc	94 bpm	1 min 4,0 km/h 1% inc / 3 min 4,5 km/h 2% inc	108 bpm	110 bpm	7
70 bpm	3 km/h 0% inc	92 bpm	1 min 4,0 km/h 1% inc / 3 min 4,5 km/h 2% inc	108 bpm	110 bpm	7
110/76 mmHg		120/74 mmHg		140/70 mmHg	150/70 mmHg	

FC: frequência cardíaca; PA: pressão arterial.

Exemplo 3

Nome: José; Idade: 62 anos; Peso: 84 kg; Altura: 1,68 m; Diagnóstico: Cardiopata; Medicamento: Carvedilol, Amiodarona; ECGE: positivo (FC de positivação 130 bpm); FC treino: 104 bpm a 120 bpm						
FC e PA inicial	Aquec (5 minutos)	FC aquec	Prescrição	FC durante (20 minutos)	FC final (40 minutos)	Cansaço
82 bpm	3,5 km/h 0% inc	94 bpm	1 min 4 km/h 1% inc / 4 min 4,5 km/h 1% inc	118 bpm	120 bpm	9
80 bpm	3,5 km/h 0% inc	92 bpm	1 min 4 km/h 1% inc / 4 min 4,5 km/h 1% inc	116 bpm	118 bpm	9
80 bpm	3,5 km/h 0% inc	92 bpm	1 min 4 km/h 1% inc / 4 min 4,5 km/h 1% inc	116 bpm	118 bpm	9
100/70 mmHg		110/70 mmHg		120/70 mmHg	130/70 mmHg	

FC: frequência cardíaca; PA: pressão arterial.

Exemplo 4

Nome: Pedro; Idade: 42 anos; Peso: 64 kg; Altura: 1,74 m; Diagnóstico: Preventivo; Medicamento: Nenhum; ECGE: negativo; FC treino: 142 bpm a 164 bpm						
FC e PA inicial	Aquec (5 minutos)	FC aquec	Prescrição	FC durante (20 minutos)	FC final (40 minutos)	Cansaço
62 bpm	7 km/h 2% inc	126 bpm	2 min 8 km/h 2% inc / 3 min 9 km/h 3% inc / 1 min 10 km/h 0% inc	152 bpm	160 bpm	9
60 bpm	7 km/h 2% inc	125 bpm	2 min 8 km/h 2% inc / 3 min 9 km/h 3% inc / 1 min 10 km/h 0% inc	154 bpm	162 bpm	9
62 bpm	7 km/h 2% inc	126 bpm	2 min 8 km/h 2% inc / 3 min 9 km/h 3% inc / 1 min 9 km/h 3% inc	152 bpm	160 bpm	9
120/80 mmHg		134/80 mmHg		150/74 mmHg	160/70 mmHg	

FC: frequência cardíaca; PA: pressão arterial.

Exemplo 5

Nome: Marta; Idade: 54 anos; Peso: 104 kg; Altura: 1,64 m; Diagnóstico: Obesidade; Medicamento: Nenhum; ECGE: negativo; FC treino: 132 bpm a 148 bpm						
FC e PA inicial	Aquec (5 minutos)	FC aquec	Prescrição	FC durante (20 minutos)	FC final (40 minutos)	Cansaço
68 bpm	3 km/h 2% inc	120 bpm	3 min 4 km/h 2% inc / 2 min 4,5 km/h 3% inc / 1 min 5 km/h 2% inc	140 bpm	146 bpm	9
68 bpm	3 km/h 2% inc	122 bpm	3 min 4 km/h 2% inc / 2 min 4,5 km/h 3% inc / 1 min 5 km/h 2% inc	140 bpm	146 bpm	9
64 bpm	3 km/h 2% inc	120 bpm	3 min 4 km/h 2% inc / 2 min 4,5 km/h 3% inc / 1 min 5 km/h 2% inc	138 bpm	146 bpm	9
120/80 mmHg		140/80 mmHg		150/80 mmHg	160/80 mmHg	

FC: frequência cardíaca; PA: pressão arterial.

Exemplo 6

Nome: Marcia; Idade: 74 anos; Peso: 54 kg; Altura: 1,60 m; Diagnóstico: Cardiopatia; Medicamento: Digoxina, Lasix; ECGE: positivo; Cintilografia: negativa; ECO: FE 48%; FC treino: 102 bpm a 118 bpm						
FC e PA inicial	Aquec (5 minutos)	FC aquec	Prescrição	FC durante (20 minutos)	FC final (40 minutos)	Cansaço
74 bpm	2 km/h 1% inc	94 bpm	3 min 2,5 km/h 3% inc / 2 min 3 km/h 2% inc / 1 min 3,5 km/h 1% inc	112 bpm	116 bpm	9
72 bpm	2 km/h 1% inc	96 bpm	3 min 2,5 km/h 3% inc / 2 min 3 km/h 2% inc / 1 min 3,5 km/h 1% inc	112 bpm	116 bpm	9
74 bpm	2 km/h 1% inc	94 bpm	3 min 2,5 km/h 3% inc / 2 min 3 km/h 2% inc / 1 min 3,5 km/h 1% inc	110 bpm	112 bpm	9
90/60 mmHg		100/60 mmHg		110/60 mmHg	120/60 mmHg	

FC: frequência cardíaca; PA: pressão arterial.

10 Cálculo da Taxa Metabólica Basal

Neste capítulo serão apresentadas equações para cálculos da taxa metabólica basal (TMB).

Para usar a equação de Harris-Benedict, você deve determinar a TMB do seu paciente e, depois, aplicar o fator de atividade física para estimar a quantidade de calorias que ele precisa consumir em um dia.

Passo 1: Determine a taxa metabólica basal (homens)

- **Homens:** TMB = 66 + (13,7 × peso em quilogramas) + (5 × altura em centímetros) – (6,8 × idade em anos).

Passo 2: Multiplique o valor da taxa metabólica basal pelo fator de atividade física adequado

- **Sedentário:** pouco ou nenhum exercício (TMB × 1,2).
- **Extremamente ativo:** exercício/esporte muito pesado e trabalho físico intenso diariamente ou treino de duas vezes ao dia (TMB × 1,9).

Exemplo:	**Exemplo:**
Homem 80 kg; 180 cm; 30 anos; sedentário TMB = 66 + (13,7 × 80) + (5 × 180) – (6,8 × 30) TMB = 66 + (1.096) + (900) – (204) TMB = 1.858 × 1,2 = **2.230 kcal/dia**	Homem 80 kg; 180 cm; 30 anos; extremamente ativo TMB = 66 + (13,7 × 80) + (5 × 180) – (6,8 × 30) TMB = 66 + (.1.096) + (900) – (204) TMB = 1.858 × 1,9 = **3.530 kcal/dia**
3.530 kcal – 2.230 kcal/dia = 1.300 kcal/dia 1.300 kcal/dia × 10 dias = 13.000 kcal/10 dias 1.300 kcal/dia × 30 dias = 39.000 kcal/mês 1 kg de gordura equivale aproximadamente a 7.000 kcal.	

Passo 1: Determine a taxa metabólica basal (mulheres)

- **Mulheres:** TMB = 655 + (9,6 × peso em quilogramas) + (1,8 × altura em centímetros) – (4,7 × idade em anos).

Passo 2: Multiplique o valor da taxa metabólica basal pelo fator de atividade física adequado

- **Sedentária:** pouco ou nenhum exercício (TMB × 1,2).
- **Extremamente ativa:** exercício/esporte muito pesado e trabalho físico intenso diariamente ou treino de duas vezes ao dia (TMB × 1,9).

Exemplo:	**Exemplo:**
Mulher 70 kg; 170 cm; 30 anos sedentária	Mulher 70 kg; 170 cm; 30 anos; extremamente ativa
TMB = 655 + (9,6 × 70) + (1,8 × 170) – (4,7 × 30)	TMB = 655 + (9,6 × 70) + (1,8 × 170) – (4,7 × 30)
TMB = 655 + (672) + (306) – (141)	TMB = 655 + (672) + (306) – (141)
TMB = 1.492 × 1,2 = **1.790 kcal/dia**	TMB = 1.492 × 1,9 = **2.835 kcal/dia**
2.835 kcal – 1.790 kcal/dia = 1.045 kcal/dia 1.045 kcal/dia × 10 dias = 10.450 kcal/10 dias 1.045 kcal/dia × 30 dias = 31.350 kcal/mês 1 kg de gordura equivale aproximadamente a 7.000 kcal.	

11

Cálculo do Consumo Máximo de Oxigênio e Gasto Calórico na Esteira e no Cicloergômetro

Neste capítulo serão apresentadas fórmulas para cálculos do consumo máximo de oxigênio (VO_2 máximo) recomendadas pela American College of Sports Medicine (ACSM) 2022.

Fórmulas para cálculos do VO_2 máximo

(VO_2 esteira andando)

$$VO_2 \text{ máximo} = (\text{m/min} \times 0{,}1) + (\text{m/min} \times \% \text{ incl.} \times 1{,}8) + 3{,}5$$

(VO_2 esteira correndo)

$$VO_2 \text{ máximo} = (\text{m/min} \times 0{,}2) + (\text{m/min} \times \% \text{ incl} \times 1{,}8 \times 0{,}5) + 3{,}5$$

Gasto calórico

$$\text{Gasto calórico (GC)} = VO_2 \text{ (L/min)} \times \text{equivalente calórico}$$

Qual o VO_2 máximo de uma pessoa na esteira com uma velocidade de 5 km/h a 10% de inclinação?

(Peso do paciente: 72 kg)

(VO_2 esteira andando)

VO_2 máximo = (m/min × 0,1) + (m/min × % incl. × 1,8) + 3,5

5 km/h = 5.000 m/60 min

5 km/h = 83,3 m/min

(VO_2 esteira andando)

VO_2 máximo = (m/min × 0,1) + (m/min × % incl × 1,8) + 3,5

VO_2 máximo = (83,3 × 0,1) + (83,3 × 0,10 × 1,8) + 3,5

VO_2 máximo = 8,33 + 14,99 + 3,5

VO_2 máximo = 26,82 mL/kg/min (relativo)

26,82 × 72 kg = 1.931 mL/min (absoluto)

ou

1,9 L/min

Qual será o gasto calórico dessa pessoa em um treino de 40 minutos a 30%, 50% e 70% do VO_2 máximo?

VO_2 máximo = 1,9 L/min

30% = 0,57 L/min × 5 = 2,85 kcal/min × 40 min = 114 kcal/treino

50% = 0,95 L/min × 5 = 4,75 kcal/min × 40 min = 190 kcal/treino

70% = 1,33 L/min × 5 = 6,65 kcal/min × 40 min = 266 kcal/treino

Qual será o gasto calórico dessa pessoa em um treino de 50 minutos a 40% e 60% do VO_2 máximo?

VO_2 máximo = 1,9 L/min

40% = 0,76 L/min × 5 = 3,80 kcal/min × 50 min = 190 kcal/treino

60% = 1,14 L/min × 5 = 5,70 kcal/min × 50 min = 285 kcal/treino

Quantos treinos de 40 minutos (30%, 50% e 70%) e de 50 minutos (40% e 60%) serão necessários para esse paciente metabolizar 5.000 kcal?

30% = 5.000/114 kcal/treino = 43,9 treinos

60% = 5.000/190 kcal/treino = 26,3 treinos

70% = 5.000/266 kcal/treino = 18,8 treinos

40% = 5.000/190 kcal/treino = 26,3 treinos

60% = 5.000/285 kcal/treino = 17,5 treinos

Qual o VO_2 máximo de uma pessoa na esteira com uma velocidade de 12 km/h e 10% de inclinação? (Peso do paciente: 76 kg)

(VO_2 esteira correndo)

VO_2 máximo = (m/min × 0,2) + (m/min × % incl × 1,8 × 0,8) + 3,5

12 km/h = 12.000 m/60 min

12 km/h = 200 m/min

(VO_2 esteira correndo)

VO_2 máximo = (m/min × 0,2) + (m/min × % incl × 1,8 × 0,5) + 3,5

VO_2 máximo = (200 × 0,2) + (200 × 0,10 × 1,8 × 0,5) + 3,5

VO_2 máximo = 40 + 18 + 3,5

VO_2 máximo = 61,5 mL/kg/min (relativo)

61,5 × 76 kg = 4.674 mL/min (absoluto)

ou

4,7 L/min

Qual será o gasto calórico desse paciente em um treino de 40 minutos a 30%, 50% e 70% do VO_2 máximo?

VO_2 máximo = 4,7 L/min

30% = 1,41 L/min × 5 = 7,05 kcal/min × 40 min = 282 kcal/treino

50% = 2,35 L/min × 5 = 11,75 kcal/min × 40 min = 470 kcal/treino

70% = 3,29 L/min × 5 = 16,45 kcal/min × 40 min = 658 kcal/treino

Qual será o gasto calórico desse paciente em um treino de 50 minutos a 40% e 60% do VO_2 máximo?

VO_2 máximo = 4,7 L/min

40% = 1,88 L/min × 5 = 9,40 kcal/min × 50 min = 470 kcal/treino

60% = 2,82 L/min × 5 = 14,10 kcal/min × 50 min = 705 kcal/treino

Quantos treinos de 40 minutos (30%, 50% e 70%) e de 50 minutos (40% e 60%) serão necessários para esse paciente metabolizar 5.000 kcal?

30% = 5.000/282 kcal/treino = 17,7 treinos

50% = 5.000/470 kcal/treino = 10,6 treinos

70% = 5.000/658 kcal/treino = 7,6 treinos

40% = 5.000/470 kcal/treino = 10,6 treinos

60% = 5.000/705 kcal/treino = 7,1 treinos

Qual será o gasto calórico (GC) total de uma pessoa que apresenta o VO_2 máximo de repouso deitado de 0,22 L/min; na posição sentada, de 0,26 L/min; e na posição em pé, de 0,28 L/min. Ela fica em média 7 horas em período de sono, 12 horas no trabalho em pé e 5 horas/dia na posição sentada

$$GC = VO_2 \times \text{equivalente calórico}$$

$$GC = 0{,}22 \text{ L/min} \times 5 = 1{,}1 \text{ kcal/min} \times (7 \text{ horas}) \ 420 \text{ min} = 462 \text{ kcal}$$

$$GC = 0{,}26 \text{ L/min} \times 5 = 1{,}3 \text{ kcal/min} \times (5 \text{ horas}) \ 300 \text{ min} = 390 \text{ kcal}$$

$$GC = 0{,}28 \text{ L/min} \times 5 = 1{,}4 \text{ kcal/min} \times (12 \text{ horas}) \ 720 \text{ min} = 1.008 \text{ kcal}$$

$$GC \ 24 \text{ horas} = 462 + 390 + 1.008 = 1.860 \text{ kcal/dia}$$

Cálculos do VO_2 máximo e gasto calórico do treino de corrida

TREINO AERÓBIO

Corrida: 6 km em 30 minutos

Peso da corredora: 72 kg

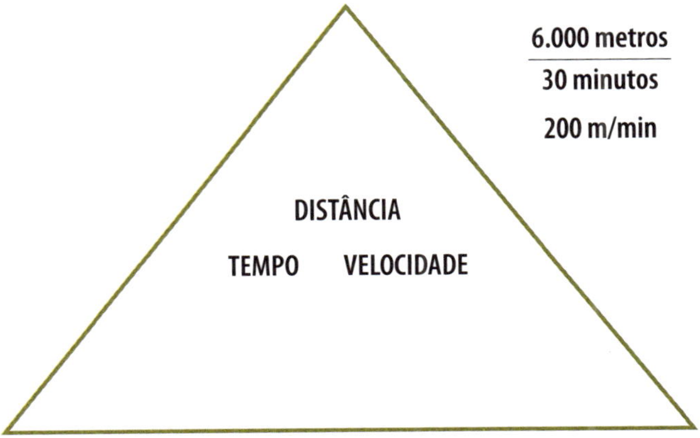

$$\frac{6.000 \text{ metros}}{30 \text{ minutos}}$$

200 m/min

(VO_2 pista correndo)

VO_2 máximo = (m/min × 0,2) + (m/min × % incl × 1,8 × 0,5) + 3,5

VO_2 máximo = (200 × 0,2) + (200 × 0,01 × 1,8 × 0,5) + 3,5

VO_2 máximo = 40 + 1,8 + 3,5

VO_2 máximo = 45,3 mL/kg/min (relativo)

45,3 × 72 kg = 3.262 mL/min (absoluto)

ou

3,26 L/min

Cálculos do VO_2 máximo e gasto calórico do treino de corrida

GC = VO_2 (L/min) × equivalente calórico

(GC) = 3,26 × 5 = 16,3 kcal/min

16,3 × 30 min = 489 kcal/treino

Frequência cardíaca (FC) média do treino = 150 bpm

Quociente respiratório (QR) = acima de 1,0

100% carboidrato

489 kcal no treino

Dividir por 4

1 g GHO = 4 kcal

122 g CHO no treino

Cálculos do VO_2 máximo e gasto calórico do treino de caminhada

TREINO AERÓBIO

Caminhada: 5 km em 50 minutos

Peso da paciente: 92 kg

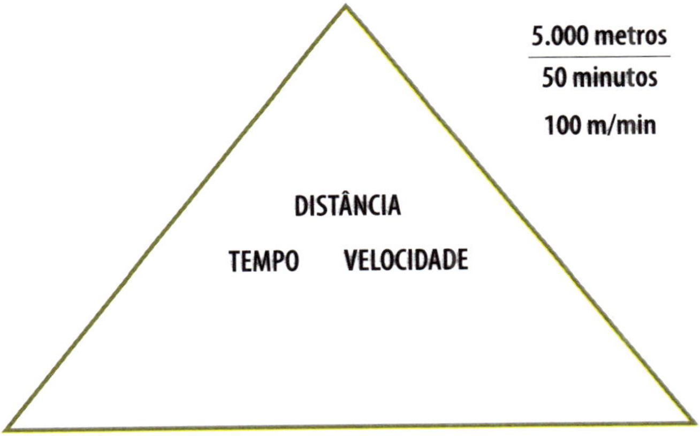

(VO_2 pista andando)

VO_2 máximo= (m/min × 0,1) + (m/min × % incl × 1,8) + 3,5

VO_2 máximo = (100 × 0,1) + (100 × 0,01 × 1,8) + 3,5

VO_2 máximo = 10 + 1,8 + 3,5

VO_2 máximo = 15,30 mL/kg/min (relativo)

15,30 × 92 kg = 1.408 mL/min (absoluto)

ou

1,41 L/min

Cálculos do VO_2 máximo e gasto calórico do treino de caminhada

GC = VO_2 (L/min) × equivalente calórico

GC = 1,41 × 5 = 7,1 kcal/min

7,1 × 50 min = 355 kcal/treino

FC média do treino = 110 bpm

Quociente respiratório (QR) = 0,80

70% gordura

30% carboidrato

355 kcal no treino

70% gordura = 249 kcal

30% CHO = 106 kcal

1 g gordura = 9 kcal

249/9 = 28 g no treino

1 g CHO = 4 kcal

106/4 = 27 g no treino

Cálculo do VO_2 máximo para o cicloergômetro

Quilogrâmetro (kgm) = kg × velocidade = 30 km/h = 500 m/min

kgm = 2,0 kg × 500 m/min

kgm = 1.000

VO_2 máximo = (kgm × 1,8) + (kg × 7,0)

VO_2 máximo = (1.000 × 1,8) + (70 kg × 7,0)

VO_2 máximo = 1.800 + 490

VO_2 máximo = 2.290 mL/min ou 2,29 L/min

ou

2.290/70 = 32,7 mL/kg/min

Qual será o gasto calórico dessa paciente em um treino de 40 minutos a 30%, 50% e 70% do VO_2 máximo?

VO_2 máximo = 2.290 mL/min ou 2,29 L/min

30% = 0,69 L/min × 5 = 3,45 kcal/min × 40 min = 138 kcal/treino

50% = 1,15 L/min × 5 = 5,75 kcal/min × 40 min = 230 kcal/treino

70% = 1,60 L/min × 5 = 8,00 kcal/min × 40 min = 320 kcal/treino

Qual será o gasto calórico dessa paciente em um treino de 50 minutos a 40% e 60% do VO_2 máximo?

VO_2 máximo = 2.290 mL/min ou 2,29 L/min

40% = 0,92 L/min × 5 = 4,60 kcal/min × 50 min = 230 kcal/treino

60% = 1,37 L/min × 5 = 6,85 kcal/min × 50 min = 343 kcal/treino

Quantos treinos de 40 minutos (30%, 50% e 70%) e de 50 minutos (40% e 60%) serão necessários para essa paciente metabolizar 5.000 kcal?

30% = 5.000/138 kcal/treino = 36,2 treinos

50% = 5.000/230 kcal/treino = 21,7 treinos

70% = 5.000/320 kcal/treino = 15,6 treinos

40% = 5.000/230 kcal/treino = 21,7 treinos

60% = 5.000/343 kcal/treino = 14,6 treinos

Em um treino intervalado, no qual a paciente treinou 30 minutos, alternando 5 minutos a 30% e 5 minutos a 50%, qual foi o seu gasto calórico total?

$$GC = VO_2\ (L/min) \times \text{equivalente calórico}$$

$$GC = 0{,}69\ L/min \times 5 = 3{,}45\ kcal/min \times 15\ min = 51{,}75\ kcal$$

$$GC = 1{,}15\ L/min \times 5 = 5{,}75\ kcal/min \times 15\ min = 86{,}30\ kcal$$

$$GC = 51{,}75\ kcal + 86{,}30\ kcal = 138\ kcal/treino$$

12 Referências Bibliográficas

1. ACSM. Manual de Pesquisa das Diretrizes do ACSM para os testes de esforço e sua prescrição. 11 ed. Rio de Janeiro: Guanabara koogan; 2021.
2. Andreas S, Vonhof S, Kreuzer H. Ventilation and dyspnoea during exercise in patients with heart failure. Eur Heart J. 1995;16:1886-91.
3. Arena R, Myers J, Abella J, Peberdy MA, Bensimhon D, Chase P, et al. The prognostic value of the heart rate response during exercise and recovery in patients with heart failure: influence of beta-blockade. Int J Cardiol. 2010;138(2):166-73.
4. Baba, R, Nagashima M, Goto M, Nagano Y, Yokota M, Tauchi N, et al. Oxygen uptake efficiency slope: a new index of cardiorespiratory functional reserve derived from the relation between oxygen uptake and minute ventilation during incremental exercise. J Am Coll Cardiol. 1998;28(6)1567-72.
5. Barron A, Duthia N, Mayet J, Hughes AD, Francis DP, Wensel R. Test-retest repeatability of cardiopulmonary exercise test variables in patients with cardiac or respiratory disease. Eur J Prev Cardiol. 2014:21:445-53.
6. Buchfuhrer MJ, Hansen JE, Robinson TE, Sue DY, Wasserman K, Whipp BJ.. Optimizing the exercise protocol for cardiopulmonary assessment. J Appl Physiol. 1983;551558-64.
7. Chua TP, Ponikowski P, Harrington D, Anker SD, Webb-Peploe K, Clark AL, et al. Clinical correlates and prognostic significance of the ventilatory response to exercise in chronic heart failure. J Am Coll Cardiol. 1977;29:1585-90.
8. Corra U, Giordano A, Bosimini E, Mezzani A, Piepoli M, Coats AJ, et al. Oscillatory ventilation during exercise in patients with chronic heart failure: clinical correlates and prognostic implications. Chest. 2002;121(5):1572-80.
9. Hansen JE, Sue DY, Oren A, Wasserman K. Relation of oxygen upyake to work rate in normal men with circulatory disorders. Am J Cardiol. 1987;59:669-74.
10. Harris JA, Benedict FG. A biometric study of human basal metabolism. Proc Natl Acad Sci. 1918 Dec;4(12):370-3.
11. Hickson RC, Bomze HA, Holloszy JO. Faster adjustment of O_2 uptake to the energy requirement of exercise in the trained state. J Appl Physiol. 1989;67:2535-41.
12. Mannix ET, Manfredi F, Palange P, Dowdeswell IR, Farber MO.. Oxygen may lower the O_2 cost of ventilation in chronic obstructive lung disease. Chest. 1992;101:910-15.

13. Mcardle WD, Katch FI, Katch VL. Fisiologia do exercício: energia, nutrição e desempenho humano. 8ª ed. Rio de Janeiro: Guanabara Koogan; 2016.
14. Palange P, Carlone S, Forte S, Galassetti P, Serra P. Cardiopulmonary exercise testing in the evaluation of patients with ventilatory vs. circulatory causes of reduced exercise tolerance. Chest. 1994;105:1122-26.
15. Ponikowski P, Francis DP, Piepoli MF, Davies LC, Chua TP, Davos CH, et al. Enhanced ventilatory response to exercise in patients with chronic heart failure and preserved exercise tolerance: marker of anormal cardiorespiratory reflex control and predictor of poor prognosis. Circulation. 2001;103:967-72.
16. Skinner JS, McLellan TM. The transition from aerobic to anaerobic metabolism. Res Q Exerc Sport 1980;1:234-48.
17. Sun XG, Hansen JE, Oudiz RJ, Wasserman K. Exercise pathophysiology in patients with primary pulmonary hypertension. Circulation. 2001:104:429-35.
18. Sun XG, Hansen JE, Stringer WW. Oxygen uptake efficiency plateau: physiology and reference values. Eur J Appl Physiol. 2012;112(3)919-28.
19. Szalachcic J, Massie BM, Kramer BL, Topic N, Tubau J. Correlates and prognostic implication of exercise capacity in chronic congestive heart failure. Am J Cardiol. 1985;55:1037-42.
20. Taylor HL, Buskirk E, Henschel A. Maximal oxygen intake as an objective measurement of cardiorespiratory performance. J Appl Physiol. 1955;8:73-80.
21. Theodosion M, Lim HS. Exercise ventilatory parameters for the diagnosis of reactive pulmonary hypertension in patients with heart failure. J Card Fail 2014;20(9):650-7.
22. Wasserman H, McIlroy MB. Detecting the threshold of anaerobic metabolism in cardiac patients during exercise. Am J Cardiology. 1964;14:844-52.
23. Wasserman K, Whipp BJ, Koyal SN, Beaver WL. Anaerobic threshold and respiratory gas exchange during exercise. J Appl Physiol. 1973;33:236-43.
24. Wasserman K, Whipp BJ. Exercise physiology in health and disease. Am Rev Respir Dis. 1975;112(2):219-49.
25. Wasserman K, Hansen J, Sue D, Stringer W, Whipp B. Principles of exercise testing and interpretation. Philadelphia: Lea & Febiger. 1987. p. 27-46.
26. Wasserman K. The anaerobic threshold measurement to evaluate exercise performance. Am Rev Respir Dis. 1984;12:S35-S40.
27. Wasserman K, Hansen JE, Sue DY, et al. Principles of exercise testing and interpretation: including pathophysiology and clinical aplications. 5 ed. Philadhelphia: Wolters Kluwer Health/Lipincott Williams & Wilkins; 2012. 572 p.
28. Weber KT, Janicki JS. Cardiopulmonary exercise testing for evaluation of chronic cardiac failure. Am J Cardiol. 1985;55:22A-31A.
29. Whipp BJ, Davis JA, Torrer R, Wasserman K. A test to determine parameters of anaerobic function during exercise. J Appl Physiol. 1981;50:217-21.

Referências bibliográficas sugeridas

- ACSM. Manual de Pesquisa das Diretrizes do ACSM para os testes de esforço e sua prescrição. 10ª ed. Rio de Janeiro: Guanabara Koogan; 2017.
- Andersen P, Saltin B. Maximal perfusion of skeletal muscle in man. J Physiol. 1955;366:233-249.
- Booth FW (1977). Effects of endurance exercise on cytochrome turnover in skeletal muscle. Annals N.Y. Acad. Sci. 301:431-439.
- Delp MD, McAllister RM, Laughlin MH. Exercise training alters endothelium-dependent vasoreactivity of rat abdominal aorta. J Appl Physiol. 1993;75:1354-63.
- Dudley GA, Abraham WM, Terjung RL. Influence of exercise intensity and duration on biochemical adaptions in skeletal muscle. J Appl Physiol. 1982;53:844-50.
- Dudley GA, Tullson PC, Terjung RL. Influence of mitochondrial content on the sensitivity of respiratory control. J Biol Chem. 1987;262:9109-14.
- Fink WJ, Costill DL, Pollock ML. Submaximal and maximal capacity of elite distance runners. Part II. Muscle Fiber composition and enzyme activities. Ann N Y Acad Sci. 1977;301:323-27.
- Gollnick PD, Saltin B. Significance of skeletal muscle oxidative enzyme enhancement with endurance training. Clin Physiol. 1982;2:1-12.
- Green HJ, Helyar R, Ball-Burnett M, Kowalchuk N, Symon S, Farrance B. Metabolic adaptations to training precede changes in muscle mitochondrial capacity. J Appl Physiol. 1992;72:484-91.
- Henriksson J, Reitman JS. Time course of changes in human skeletal muscle succinate dehydrogenase and cytochrome oxidase activities and maximal oxygen uptake with physical activity and inactivity. Acta Physiol Scand. 1977;99:91-97.
- Holloszy JO. Biochemical adaptations in muscle. Effects of exercise on mitochondrial oxigen uptake and respiratory enzyme activity in skeletal muscle. J Biol. Chem. 1967;242:2278-82.
- Holloszy JO, Booth FW. Biochemical adaptations to endurance exercise in muscle. Ann Ver Physiol. 1976;38:273-91.
- Holloszy JO, Coyle EF. Adaptations of skeletal muscle to endurance exercise and their metabolic consequences. J Appl Physiol. 56:831-38.
- Karlsson J, Nordesjo LO, Jorfeldt L, Saltin B. Muscle lactate, ATP, and CP levels during exercise after physical training in man. J App Physiol. 1972;33:199-203.
- Mackie BG, Terjung RL. Influence of training on blood flow to different skeletal muscle fiber types. J Appl Physiol. 1983;55:1072-78.
- McArdle WD, Katch FI, Katch VL. Fisiologia do exercício: energia, nutrição e desempenho humano. 8ª ed. Rio de Janeiro: Guanabara Koogan; 2016.
- Mole PA, Oscai LB, Holloszy JO. Adaptation of muscle to exercise. Increase in levels of plamityl Co-a synthetase, carnitine palmityltransferase, and plamityl Co-a dehydrogenase, and in the capacity to oxidize fatty acids. J Clin Invest. 1971;50:2323-30.

- Robinson DM, Ogilvie RW, Tullson PC, Terjung RL. Increased peak oxygen consumption of traine muscle requires increased electron flux capacity. J Appl Physiol. 1994;77:1941-52.
- Saltin B, Gollnick PD. Skeletal muscle adaptability: significance for metabolism and performance. In: Peachey LD (ed.) Handbook of Physiology, Sec. 10, Skeletal Muscle, Baltimore, MD: Williams and Wilkins; 1983. p. 555-631.
- Saltin B, Nazar K, Costill DL, Stein E, Jansson E, Essen B, Gollnick PD. The nature of the training response: peripheral and central adaptations of one-legged exercise. Acta Physiol Scand. 1976;96:289-305.
- Segal SS. Cell-to-cell communication coordinates blood flow control. Hypertension. 1994;23:1113-20.
- Sexton WL, Laughlin MH. Influence of endurance exercise training on distribution of vascular adaptations in rat skeletal muscle. Am J Physiol. 1994;266:483-90.

Índice Remissivo

G

I

J

L

M

O

P

Q

R

T

V